麓山心理学文库

积极心理学视野下的家庭照料：
理论与实证

JIJIXINLIXUE SHIYEXIA DE JIATING ZHAOLIAO: LILUN YU SHIZHENG

◎ 王玉龙 著

世界图书出版公司

广州·北京·上海·西安

图书在版编目（CIP）数据

积极心理学视野下的家庭照料：理论与实证/王玉龙著.—
广州：世界图书出版广东有限公司,2017.4（2025.1重印）
ISBN 978-7-5192-2830-9

Ⅰ.①积… Ⅱ.①王… Ⅲ.①家庭－护理－医学心理学－研究
Ⅳ.① R473.2

中国版本图书馆 CIP 数据核字（2017）第 089745 号

书　　名	积极心理学视野下的家庭照料：理论与实证
	JIJI XINLIXUE SHIYE XIA DE JIATING ZHAOLIAO：LILUN YU SHIZHENG
著　　者	王玉龙
责任编辑	冯彦庄
装帧设计	沈　力
出版发行	世界图书出版广东有限公司
地　　址	广州市海珠区新港西路大江冲 25 号
邮　　编	510300
电　　话	（020）84459702
网　　址	http://www.gdst.com.cn/
邮　　箱	wpc_gdst@163.com
经　　销	新华书店
印　　刷	悦读天下（山东）印务有限公司
开　　本	787mm×1092mm　1/16
印　　张	17.875
字　　数	229 千字
版　　次	2017 年 4 月第 1 版　　2025 年 1 月第 2 次印刷
国际书号	ISBN 978-7-5192-2830-9
定　　价	88.00 元

前言

　　三十余年的计划生育政策和高速的经济发展注定了我国社会老龄化的来势非同寻常——中国迅速成为世界上老年人口最多和老龄化速度最快的国家。在人类历史上，社会老龄化是个新鲜事物，因此很自然地引起诸多关注。一个最常被关注的现实问题是，这么多逐渐失去劳动能力甚至生活能力的老年人该由谁来照料？在中国的传统社会里，这似乎不是问题，因为被誉为中国文化根荄的孝道早将"生，事之以礼；死，葬之以礼，祭之以礼"（《论语》）的尊老养老观念刻进了每个为人子女的灵魂深处。然而，随着传统精神价值的崩溃，大家庭结构的瓦解，赡养父母、照料老人已经变得不再是那么理所当然，这也是很多由赡养问题引发的家庭闹剧、悲剧、惨剧的根源所在。而一个更现实的现实是，在我国现阶段，家庭照料仍是解决老龄化问题最主要的途径。换句话说，一方面传统文化价值在规范人们的家庭照料行为方面逐渐失去了效用；另一方面绝大多数老年人的晚年生活又必须依靠家庭照料。这就意味着我们必须重新思考家庭照料如何可能的问题。

作为一个心理学工作者，我需要把这个事关中国社会生存和发展全局的宏观问题转换成一个可以触摸、凝视和聚焦的心理学问题。为此，我把焦点对准了人的具体行为，即家庭照料行为。在查阅资料的过程中，我发现大量的研究都在论证着家庭照料任务给照料者带来的深重负担和消极影响。当然，也有不少研究强调了承担照料过程中的种种收获。但即便如此，家庭照料在本质上仍是一种"压力-应对"的模式。这一模式让我感到困惑：在传统价值土崩瓦解和现代激励机制尚未完善的情况下，是什么维持着家庭照料者长期承担着一项压力山大痛苦无益的照料任务？经过反复思考，我觉得我应该换一个角度来提问，即家庭照料者从承担照料任务中获得了什么，或者说，满足了什么需要？很显然，家庭照料，尤其是长期繁重的家庭照料是一种负担，甚至是一种痛苦，但如果要维持下去，就不可能是只是负担和痛苦，一定还有其他的东西。我相信，正是这些"其他的东西"让家庭照料者能够在负担下放松，在痛苦中坚持，因而家庭照料研究至少应该将其与负担痛苦等量齐观。这个时候，我其实已经悄然完成了从消极心理学向积极心理学的转向。

严格说来，积极心理学是一种现实主义的心理学，它是在清醒认识事物消极方面的同时关注人的积极力量的，并强调幸福、发展、快乐、满意才是人类成就的主要动机。家庭照料在带给照料者负担的同时，也会使其获益，这是很多研究所证明了的。那么，有什么理由认为这些获益只是负担之外的附属品而不是足以与之抗衡的积极力量呢？事实上，在积极心理学的视野下，家庭照料中的种种收获对于照料者有着更为本质和更为深远的意义。现在的问题是，如何将家庭照料行为更为具体地置于积极心理学的框架下进行探讨。本书以家庭照料者必须实现两个任务的统一为切入点，纳入了积极心理学中最具实证特色的自我决定理论。家庭照料者必须实现统一的两个任务是维持自身健康和保证照料质量，二者缺一要么使家庭照料行为失去可能要么使之失去意义。按惯常的逻辑，提供高质量的照料必然增加照料者的负担，从而影响其身心健康，进而降低照料质量。而自我决定理论中的基本心理需要理论为家庭照料中看似两难的两个任务的统一提供了基础。自我决定理论提出人类普遍存在的自主需要、能力需要、关系需要是构成人类积极行动、最佳发展和心理健康所必需的"生长素"。这一观点得到了诸多领域里的实证支持。本书接下来的工作就是要用实证研究家庭照料行为置于自我决定理论的框架下进行更深入的考察。

本书以老年脑卒中患者的家庭照料为例，采用了质性研究和量化研究的方法考察了家庭照料者基本心理需要的具体表现、与家庭护理质量的关系以及满足机制问题。其中，有三个结果值得注意：

1、通过访谈的质性研究，我们发现家庭照料者的自主、关系和能力需要直接决定着其对承担照料任务的认知、情感和意志行为。家庭照料者自主需要的满足程度反映的是对其角色合理性的认可程度，即"我在多大程度上应该承担这个照料任务"；家庭照料者关系需要的满足程度反映的是对其角色在情感上的认可程度，即"我在多大程度上喜欢承担这个照料任务"；家庭照料者能力需要的满足程度反映的是对其角色在行动过程和效果上的认可程度，即"我在多大程度上能够承担这个照料任务"。这可能意味着基本心理需要的满足是家庭照料者角色的内在动因。

2、良好的内在动因对于家庭照料质量是必要的，但要起到实质性的作用却是有条件的。一般而言，基本心理需要的满足有助于提高家庭照料者的专注程度，并进而影响家庭照料质量。同时不可忽视的是个体作为一个照料者所应具备的素质在其中的作用。换句话说，一个充满动力的家庭照料者并不必然提供高质量的照料行为，除非其具有一些有助于照料的人格素质。这听上去只是个简单的关系，在具体实践中却有着异常复杂的作用方式，是一个值得进一步探讨的问题。

3、对于家庭照料者基本心理需要的满足机制，我们发现，家庭照料的积极方面（如照料满意感）能明显提高基本心理需要的满足程度，而消极方面（如负担感）的削弱作用却不显著。这一结果提供的启发是：外在的干预应着眼于增强家庭照料者的积极方面，而不应执着于降低他们的消极方面。从这一意义上说，压力应对的视角也许在方向上就是根本错误的。

当然，所谓结果也只是本次研究所得到的结果，还远非定论，也不可能有定论。尽管才疏学浅，我还没有无知到要意图给出一个放之四海而皆准的结论来。坦率地说，像这样一本小书到底有什么价值，我还真没有任何概念。我唯一能确定的是，虽然我对家庭照料问题的这些思考可能很不成熟，但绝对是真诚的。如果这些不成熟的思考能给深陷消极心理学泥潭中的家庭照料研究一点点启发，或者哪怕一点点刺激，那将是善莫大焉。

本书是在我的博士论文《老年脑卒中患者家庭照料者的照料动力研究》基础上改写而成的，也是教育部人文社会科学重点研究基地 2008 年度重大研究项目《促进心脑血管疾病老年患者康复的心理因素研究》的一部分。考虑到原论文的立意稍显局限，本书在题目、结构和具体内容方面均做了较大的修改，新增内容近十万余字，将原本只是针对老年脑卒中患者家庭照料者这一特殊群体的研究变成一项针对家庭照料现象这一更为宏观问题的理论和实证研究。原论文中实证研究是主体，理论部分只是铺垫，本书中理论研究是核心，实证研究只是延伸。然而，不管如何，没有这篇博士论文，就不可能有这本书。该论文的完成有赖于我在北京师范大学心理学院历时三年的苦读，以及期间众多老师、同学及有关人士所给予的热情相助。北京师范大学的申继亮教授无疑是其中最重要的人物。申老师的学问不仅是博闻强识，更重要的是独立思考的习惯和敏锐的洞察能力。论文从选题、构思、收集数据到写作都离不开申老师的真知灼见。韩布新研究员、李娟研究员、雷雳教授、寇彧教授和于普林研究员在百忙之中参加我的博士论文答辩，并为我的论文提出了许多宝贵意见。孙炳海、王福兴、刘霞、蔺秀云、张娜和张莉等诸同门从一开始就为我提供了慷慨帮助。对他们的感激之情将永藏我心。

博士论文的实证数据不算太大，但由于研究对象的特殊性，收集过程却并不轻松，幸运的是有一群充满青春活力的师弟师妹与我携手共进。他们是邵景进、翁洁、冀巧玲、林田、叶舒张和杨明菲。走笔至此，我又想起了那些顶着烈日奔波于北京各大社区的既艰辛又快乐的日子。北京师范大学的王大华教授，北京市寸草春晖老年服务中心，北京市多个小区居民委员会，天津师范大学的白学军教授及其研究生郭志英等浙江师范大学的李伟健教授及其研究生也对我的数据收集伸出援手。在此一并谢过。

值得一提的是，尽管本书是在博士论文的基础上进行改写，但由于修改幅度较大，仍使我付出了相当多的时间和精力。我的妻子唐卓自始至终的全力支持，使我能带着一种从容的心态暂时远离日常生活的琐碎去完成这项工作。我的女儿王若桐尽管年幼懵懂，但每当我投入工作时都会善解人意地给我空间和时间。本书的完成有她们的一份功劳。

最后，对于本书写作过程中参阅的国内外大量文献的研究者，以及为本书出版提供基金的湖南师范大学心理系湖南省重点学科深表谢意。

王玉龙

2016 年 9 月于长沙

目录

第一章
绪论

　　全球老龄化背后有两种力量：第一种力量是不断下降的生育率。从全世界范围看，自20世纪60年代中期以来，妇女总和生育率①从5.8降到2.8。发达国家的总和生育率下降更快，达到1.6。第二种力量是平均预期寿命的延长。从全世界范围看，二战以后，平均寿命提高了20岁。在发展中国家，平均寿命从40岁上升到60岁。发达国家的预期寿命已接近80岁（李兵，2003）。换句话说，生育率和寿命延长是人口老龄化的两个决定因素。从上世纪80年代至今的计划生育（低生育率）与经济发展（以致医疗卫生条件改善、科技进步等延长寿命）决定了我国必将面临越来越严峻的老龄化趋势。人口老龄化带来的最直接的问题是，老人对日常生活照料的需求日益增多。这在仍以家庭养老为主要养老方式的中国社会还包含着一个更基本的问题，即该如何理解及激发家庭照料行为的内在动力。如此，人

---

① 总和生育率（英文中称：total fertility rate，简称 TFR），也称总生育率，是指该国家或地区的妇女在育龄期间，每个妇女平均的生育子女数。这种生育率计算方式，并非建立在真正一组生育妇女的数据上，因为这涉及等待完成生育的时间。此外，这种计算模式并不代表妇女们一生生育的子女数，而是基于妇女的育龄期，国际传统上一般以 15 岁至 44 岁或 49 岁为准。

口老龄化带来的社会问题最终落脚到一个心理学问题。本章首先对中国现代社会老龄化的时代背景进行分析，然后对现有的主要家庭照料理论进行述评并提出本研究的问题，最后讨论本研究的目的和意义。

一、老龄化的时代背景

（一）中国社会的老龄化现状

人口老龄化是以总人口中老龄人口所占比重来操作定义的。根据国际惯例，一个国家或地区进入老龄化社会的标准为60岁以上人口占总人口比例达到10%，或65岁以上人口占总人口的比重达到7%。

即使充分考虑到全面两孩政策实行对人口影响的条件下，在21世纪中叶之前，中国的老龄化依旧延续着老年人口的规模不断增长、比例逐渐提高的总体趋势（翟振武，陈佳鞠，李龙，2016）。人口老龄化过程就是老年人口在总人口比重不断升高的过程，人口年龄结构不断发生变化的过程。从年龄结构的类型看，1964年，我国的人口年龄结构基本属于年轻型，1982年处于年轻型和成年型之间，1990年已属于成年型，而到2000年时60岁以上老年人占总人口的比例达10%，65岁及65岁以上老年人口占总人口的比例达7.12%，达到了老龄化社会国际标准临界值，宣布我国正式进入老龄化社会。2015年，中国60岁及以上的老年人口规模大约2.2亿人（国家统计局，2015），位居世界首位，约占世界老年人口总量的24.3%。更为突出的是，我国80岁以上的老年人在2000年时已达1199万人，并以年均5.4%的惊人速度递增，说明我国的老龄化社会还有高龄化的特征。

从整个发展过程可以看出，我国人口结构从成年型到老年型仅用了10余年时间。而同样完成这一过程，法国用了115年，瑞士为85年，美国为

60 年，英国为 45 年，最短的日本为 25 年。我国老龄化速度可见一斑。在 2015 年人口数量的基础上增加的第一个 1 亿人将大约用时 12 年，到 2026 年时，中国老年人口规模将达到大约 3.1 亿人，约占世界老年人口总数量的 25.0%。而增加的第二个 1 亿将大约用时 10 年，到 2036 年时，中国老年人口规模将达到大约 4.1 亿人，约占世界老年人口总量的 25.6%。2040 年前后，中国老年人口规模将比现在增加一倍，约占世界老年人口总量的 24.5%。2050 年前后，中国老年人口规模将会达到 4.7 亿人，约占世界老年人口总量的 22.5%，仍居世界首位（翟振武，陈佳鞠，李龙，2016）。

与西方发达国家的社会老龄化进程相比，我国的社会老龄化是在经济尚未发达的情况下开始的。"未富先老"的现状使我国的老龄化呈现出"两高二大二低"的基本特征，即高速、高龄、基数大、差异大、社区养老社会水平低、自我养老和社会养老意识低的现状（张文范，2002）。这一现状实际上意味着将来相当长一段时间的养老重心仍然在家庭。家庭养老不仅仅关涉到物质经济的保障，而且关涉到精神情感的投入。在中国的传统观念中，家庭是个体的自然归属，即使长久漂泊在外的游子一旦年老也会想方设法回归家庭落叶归根，因此，千百年来，家庭养老始终被视为理所当然。那么，时代发展到今天，家庭是否仍可作为老人的理想归属呢？面对汹汹来势的老龄化进程，家庭能不能成为化解其中挑战的有力武器？为了回答这些问题，我们需要先审视一下老龄化为家庭养老带来了什么。

（二）老龄化与家庭照料需求

尽管在跨入老龄化社会后，我国在逐渐增加社会养老的分量，如由社会机构提供上门服务和日托服务，或者通过养老院、护理院等为老人提供上门服务和日托服务，但还远不能满足当前养老形势的需要，家庭养老仍是我国社会最重要的养老形式。我国有着悠久的家庭养老传统，而社会迅速老龄化则进一步加深了对家庭养老的依赖。随着年龄的增大，身体、心理和社会功能将不可避免地开始衰退，生活能力逐渐下降，日常生活中需要提供的帮助必然增多，但真正意义上的家庭照料远不止日常生活中的帮助支持，更多地包括了对疾病的护理以及超越常规帮助的日常服侍（如穿衣、排泄等），这在失能老年人中尤其突出。

失能老人是指因年老、疾病、伤残等原因导致各种机体功能出现障碍，从而影响个体生活自理能力的一种生理状况，可分为部分自理（即半失能）和不能自理（即完全失能）两种类型。完全失能老人又可分为轻度失能、中度失能和重度失能三种程度。根据日常生活自理能力测定 ADLs 量表中确定的吃饭、穿衣、上床、上厕所、室内走动和洗澡 6 项指标，只要有一项做起来"有些困难"，就判定为半失能；只要有一项"做不了"，则判定为完全失能。对于完全失能老人，有 1-2 不项"做了"视为轻度失能，有 3-4 项"做不了"为中度失能，有 5 项以上"做不了"为重度失能（中国老龄科学研究中心课题组，2011）。据中国老龄科学研究中心《全国城乡失能老年人状况研究》：2010 年，全国部分失能和完全失能老人约3300 万人，占老年人口的 19%，其中完全失能老人 1084 万人左右，占老年人口的 6.25%。在城乡分布上，城市完全失能老年人为 345.6 万，占城市老年人口的 4.76%；农村为 738.7 万，占农村老年人口的 6.83%。这一比例还在呈不断增加的趋势。

慢性疾病和高龄是老年人失去独立生活能力最主要的原因。早在 1996 年，Kinney 就发现，在 65 岁及以上的老年人中，85% 左右有至少一种慢性疾病，且慢性病随年龄的增长而增多；20% 的老年人需要洗澡、穿衣、吃饭等日常生活活动的援助，20% 的老年人需要做饭、理财、持家等工具性日常生活活动的援助；在老老年人（75 岁以上）中，一半以上患有关节炎；80% 的人至少有一种日常生活活动限制；90% 以上的人至少有一项工具性日常生活活动限制; 20% 的老老年人有四项或更多的日常生活活动限制, 30% 多的老老年人有四项或更多的工具性日常生活活动限制。一项针对北京市东城区高龄失能老年人的调查显示, 80 岁左右的老年人失能程度中重度占 58%, 60% 以上患者有三种及以上疾病, 因此对长期照顾有极大的需求。家庭照料者为失能老年人提供的家庭照料平均时间达到 5 年, 每天照顾的时间在 8 小时以上的照料者达到 70% 左右 (杜鹃, 徐薇, 2014)。在美国, 为生活能力受到限制的老人平均每周提供的照料时间在 20 个小时以上 (Johnson & Wiener, 2006)。

从我国失能老年人的照料现状看, 无论是在农村, 还是在城市, 家庭照料仍是最主要的照料形式, 城市和农村老年人依靠家庭照料的比例分别达到 81% 和 94%, 接受居家照料和机构照料的失能老人比例较低。从家庭照料的主体看, 目前儿子和儿媳妇是失能老人家庭照料的主要承担者, 农村约有 63% 的失能老人得到来自儿子和儿媳的照料, 城市约有 44% 的失能老人得到儿子和儿媳的照料, 此外是来自配偶的照料, 约 1/4 左右的男性失能老人和 5% 左右的女性失能老人依赖其配偶照料 (苏群, 彭斌霞, 陈杰, 2015)。虽然家庭是失能老人获得长期照料的主要依靠, 但随着我国计划生育的实施和生育率的下降, 家庭规模越来越小, 空巢家庭、独居家庭、丁克 (DINK, Double Incomes No Kids) 家庭日渐出现并增多, 老人对于家庭的依赖将会越来越难以维持下去。尤其是我国自 20 世纪 70 年代末开始实行的独生子女政策在家庭结构中的作用逐渐显现, 到 2015 — 2020 年, 每位老人拥有的子女数量会从现在的 5-6 个下降到 1-2 个, 家庭规模向小型化、核心化发展。

除了失能老人, 正常老人随着年龄的增长也需要越来越多的生活照料。在老年人的日常生活照料中, 家庭成员承担了绝大部分的照料任务, 特别当老年人身体不舒服或生病时, 依靠子女照料的占 48.3%, 依靠配偶照料的占43.3%，即老年人的生活照料重担，九成以上是依靠家庭成员来承担的（上海市统计局城调队，2003）。Thomas和Applebaum（2015）调查发现，美国老年人75%以上的长期照料是由家庭提供的。家庭照料在老人获得长期服务和支持的需求满足中扮演着极其重要的角色（Gage & Albaroudi，2015）。

根据我国国情和未来20年的老龄化趋势，可以预见家庭照料仍是解决老龄化问题的重要途径，因此，如何让家庭照料变得更可行和有效也就成为社会学、心理学等领域关注的焦点问题。

二、家庭照料研究的两种视角

早在20世纪40年代中期，Richardson就开始关注家庭在个体健康和疾病中扮演的角色，但直到70年代初，才有相当数量的研究者比较持续且系统地关注家庭对个体疾病和健康护理的作用以及个体疾病对家庭生活的影响。在80年代早期，开始大量出现有关老年家庭成员照料的文献，其中绝大多数发表在老年学和家庭研究的杂志上（Walker，Pratt，Eddy，1995）。学术界这种对家庭照料问题的日益关注实际上是对社会宏观结构变迁的一种反应，因为20世纪中期以后，西方大部分发达国家都相继进入老龄化社会，各种与老年相关的疾病如脑卒中、老年痴呆症等造成的健康问题越来越突出。同样，我国有关家庭照料的研究绝大多数出现在2000年以后，这与我国在2000年底正式进入老龄化社会，成为世界上老年人口最多的国家和老龄化速度最快的国家之一这一现状是同步的。可见，家庭照料研究虽然聚焦的是个体身心健康问题，反映的却是一个社会性的大课题。

由于在家庭照料中必然存在两种基本角色，即照料者和被照料者。相应地，研究者关注的问题概括起来也主要体现在两个方面，一是照料者的身心健康问题，二是被照料者的需求满足问题。这两个问题构成了家庭照料研究的两个出发点，研究者们正是以这两个出发点为归属点形成了家庭照料研究的两种视角——照料压力的视角和家庭护理的视角。

（一）照料压力的视角

照料压力研究的视角以照料者的身心健康为出发点和归属点，强调家庭照料带来的压力对照料者的影响。这一研究视角的潜在假设是，家庭照料是一个个体被动承受的压力事件，家庭照料的过程亦即照料者应对压力的过程。因此，该视角下的所有研究都是在压力应对的理论框架下进行的。

苏薇和郑钢（2007）在一篇综述中对家庭照料压力的理论模型进行了总结，指出照料压力研究主要依据两种理论模型：压力过程模型（stress process model）和双因素模型（two-factor model）。根据 Lazarus 和 Folkman（1984）的压力过程模型，对患病的家庭成员（或老人）提供长期照料是照料者面临的压力源，照料者在选择压力应对策略之前会对照料情境进行多次评价。在初次评价中，照料者根据面临的情境是否存在威胁，做出无关、积极－有利或压力的评价；在次级评价中，照料者在全面分析可能的应对方式之后采取应对策略。当采取的应对措施不足以解决面临的问题时，就会对照料者的健康造成不良影响，这些影响包括生理和心理健康的受损以及社会功能失调等多个方面。随着家庭照料研究的发展，越来越多的研究者发现，家庭照料对照料者的影响并不都是消极的，也有积极的一面。在这一背景下，Lawton 等（1991）在 Lazarus 有关压力应对理论的基础上吸收了 Bradburn 关于心理健康包括积极情绪和消极情绪两个相对独立方面的思想，提出了针对家庭照料的双因素模型。在这一模型中，照料需求和照料者所拥有的应对资源之间的相互作用会引起照料者两种不同的主观评价——积极评价和消极评价，这种两种评价则分别与心理健康中的积极情绪和消极情绪有关。两种模型在本质上同属于压力应对的理论框架。所不同的是，双因素模型关注的焦点不再局限于家庭照料的消极后果，也同时考虑了积极方面，从而使照料压力研究所关注的问题变得更为全面。

照料压力研究在 20 世纪 90 年代之前主要关注家庭照料带来的消极后果，之后则开始关注家庭照料带来的积极后果。

（二）家庭护理的视角

家庭护理研究中的被照料者一般是缺乏生活自理能力的老人或因某种疾病（如脑卒中）而导致生活自理困难的患者。这一研究视角的潜在假设是，家庭照料是作为一项工作而存在，其出发点和归属点是满足被照料者的各种需求，因此家庭照料者的角色是积极主动的助人者和护理者。

家庭护理研究关注的主要问题是由照料者提供的家庭护理质量。研究者们对家庭护理质量内涵的认识大致可分为两类：一类认为应以患者的需求满足程度作为家庭护理质量的判断标准。美国护理专家 Phillips 于 1990 年将"需求管理"的概念引入老年人护理质量的研究中，将老年人护理质量定义为老年人需求的满足程度，包括生理、心理社会、环境、医疗、人权及经济等六个方。另一类认为家庭护理质量不仅应考虑患者的需求满足程度，还应考虑对照料者及家庭的影响结果。例如，台湾护理专家 Shyu 等（1999）认为高质量的家庭护理必须是在照顾过程中能达到并维持家庭护理的和谐平衡状况，在有限的家庭资源条件下能兼顾老年人、照料者及家庭的利益，除满足老年人的需求外，也要满足照顾者的需求。老年人需求被满足的程度、照顾者的回馈与负荷、家庭受影响的程度，均应涵盖在家庭护理质量的范畴之内。

这种理解的差异与研究者研究的侧重点有关：前者强调被照料者的各种需求，这也是该领域的大多数研究者采用的定义；后者则强调与照料有关的各方面利益的平衡，这说明了家庭照料各方面的利益具有内在的一致性。尽管两种理解关注的侧重点有所差异，但在强调满足被照料者需求这一点上却是相同的。

（三）两种研究视角造成的两难

学术界对家庭照料问题的关注是在社会老龄化日趋严重的背景下开始的。由于家庭照料者是被照料者最主要的社会支持，因此强调照料者提供的护理质量是家庭照料研究的应有之义。然而，家庭照料在依赖照料者的同时，又严重影响着照料者的身心健康。如前所述，照料者与非照料者相比有更多的心身健康方面的问题（Conway-Giustra，Crowley，Gorin，2002）。研究者们由此把注意的焦点转移到了照料压力问题，使之成为家庭照料研究的热点。

在照料压力研究中，被照料者日常生活活动能力的缺失程度以及因此而产生的照料需求成为研究的逻辑起点。从这一逻辑出发，家庭照料者在理论上是一个被动的压力应对者，照料者的照料行为即压力应对，照料目的即缓解压力，照料者的身心健康问题即家庭照料的中心问题。这一逻辑显然与强调家庭照料作为一种老龄化问题解决途径的初衷是相悖的（Lopez，Lopez-Arieta，Crespo，2005）。

于是，现有的针对家庭照料的两种研究视角把家庭护理和照料压力变成了一对相互冲突的矛盾体：家庭护理的视角强调被照料者各种需求的满足，要求家庭照料者尽可能地提供细致专业的照料服务；家庭压力的视角则强调维护照料者的身心健康，要求尽可能地减少被照料者的照料需求带来的照料压力。这使家庭照料在理论上陷入了两难，即对于照料者和被照料者，强调任何一方的利益都必然导致另一方的利益被忽视。这一理论上的两难致使对家庭照料任务的理解变得困难，并在实践中把家庭照料者置于一种尴尬的境地：照料还是不照料，成了一个问题。我们认为，要使家庭照料成为老龄化社会中应对养老问题的一种有效方式，必须先从理论上消解上述两种视角带来的矛盾。这也是本书要解决的核心问题。

三、研究目的和意义

（一）研究目的

老龄化的汹汹来势给我国的养老事业提出了严峻的挑战，"未富先老"的特殊国情，使得在未来相当一段内照料老年人的大部分重担必须由家庭来承担（吴振云，1999）。这一现实促使家庭照料问题成为研究者们关注的热点。然而，现有研究在为我们理解家庭照料现象提供各种理论启发和实证数据的同时，也把家庭照料的研究带入两难境地。本研究认为应该寻求一种新的视角打通家庭照料研究中两种视角造成的两难，从而找到一条实现照料者与被照料者利益一致性的途径。具体目的如下：

1、从理论上找到一条实现家庭照料压力和家庭护理质量的整合之路。我们认为，在提供家庭照料的过程中承受照料压力和保证护理质量两者之间不应该只是冲突矛盾的，而应该有着内在的一致性，这也是家庭照料之所以可能的关节所在。本研究试图从积极心理学的视角出发在理论上对这种内在的一致性进行分析。

2、从理论上厘清家庭照料者承担照料任务的内在动力。家庭照料者，无论是配偶照料者，还是成年子女照料者，他们在没有劳动报酬激励和职业道德约束下是如何保证家庭照料质量的？换句话说，在既没有外在激励又没有内在规范的情况下，家庭照料如何可能？这需要从更深层次的角度（需要）来探讨家庭照料者的内在动力问题。同时，我们相信，这也是打通家庭照料研究两种视角两难的关键之处，即帮助家庭照料者同时达到应对照料压力和承担护理任务的目的。

3、采用质性研究方法探寻家庭照料者内在动力的具体内容。根据积极心理学中的自我决定理论，人的行为基于一些最基本的心理需要，如自主、能力、关系等（Deci & Ryan，1985，2000）。那么，对于家庭照料者来说，他们在照料过程中满足这些基本心理需要的内容是什么？不同的家庭照料者（如配偶、子女）之间在具体需要的内容上会有所不同吗？

4、采用质性研究方法为家庭照料内在动力与照料者压力、家庭护理质量之间的关系提供现象学佐证。既然家庭照料者承担照料任务是出于某些深层的内在动力，那么这种动力与家庭照料者在日常中的表现（压力应对、照料质量）之间又何联系？

5、编制一套具有良好信效度的可用于测量家庭照料者动力的工具。通过深度访谈获取家庭照料的现象学材料，以积极心理学的成熟理论为基础，按照心理测量学程序，编制一套心理测量工具。这套工具主要用于测量家庭照料者的内在动力状况，要求有良好的信度和效度。

6、采用量化研究探讨家庭照料者的内在动力对家庭护理质量之间的关系。个体的内在动力和行为之间有相关，但内在动力并不是直接作用于行为的，二者有着非常复杂的关系（张爱卿，2002），因此，需要更清楚地了解两者之间的关系，需要更深入地揭示两者关系发生的中介作用和调节作用。那么，对于家庭照料而言，照料者的内在动力影响其提供的护理质量具体经过了哪些中介作用，又有哪些调节变量在起作用？本研究试图对此进行回答。

7、采用量化研究探讨家庭照料对照料者内在动力的影响因素和作用机制。家庭照料对照料者的影响是多方面的，如压力源、照料者的特点（知识技能、身心健康）、社会支持等，那么这些方面具体对照料者内在动力产生影响是哪些因素？这些起作用的因素又是通过何种方式来影响的？本研究将建构一个模型对此加以说明。

（二）研究意义

1、本研究的问题是基于我国老龄化的现状提出来的，因而研究结果对于解决老龄化带来的社会问题有一定现实意义。如前所述，我国由于人口基数大，老龄化速度极为惊人，同时，随着医疗条件的不断改善，使老龄化呈现高龄化的特点，而社会养老服务体系的完善还需要一个长期的发展过程。这一现状必然要求家庭照料在其中扮演一个重要角色。然而，随着传统社会形态的瓦解，传统的价值观念也在发生变化，在社会转型期的今天，家庭照料已经不是那么理所当然。多篇有关农村老年人自杀的研究都显示，在老人需要时，子女拒绝照料老人是其重要原因（刘锐，杨华，2014；张璐，2013；吴磊，2009）。这一现象是如此之自然，以至于有研究者感叹，当他听闻某些子女让自己生病的父母去死时，竟"并不惊讶和奇怪，反倒觉得她说的是对的"。这就意味着必须从一个新的视角对家庭照料者的照料行为进行审视，为其找到一种更为坚实的心理依据。本研究从积极心理学的角度出发探讨家庭照料者的内在动力问题，对于帮助家庭照料者应对现实的照料压力及提高照料质量有着重要的指导意义，也能够启发决策者在制定相关的政策时以更开阔的视野同时兼顾家庭照料者的身心健康和被照料者的照料需求。

2、现有的家庭照料研究在到底应以家庭照料者的利益还是以被照料者的利益为归属点的问题上陷入了两难，从而造成了家庭照料领域的关注重心在理论和实践上的分裂。在家庭照料过程中，谁是目的？对于这一问题的分歧把家庭照料者和被照料者直接置于相互对立的位置，使家庭照料的合理性产生疑问，即家庭照料者凭什么要承受巨大的压力为被照料者提供服务成了问题。本研究从深层心理学的角度提出基本心理需要的满足是家庭照料者承担照料任务的内在动力，并从理论上论证其不仅是保证家庭照料质量的内在原因，而且是维护家庭照料者心身健康的关键因素。这一工作对于从理论上整合家庭照料现有研究的两种视角，从而化解其造成的两难是一种有益的尝试，对于家庭照料问题的实践干预也有一定的指导意义。

3、本研究将人本主义的关注对象——基本心理需要作为家庭照料者应对照料压力的心理后果，为深层次理解家庭照料经验对照料者的心理影响提供了新的视角。据调查，在国外，应激和应对问题已经成为心理学领域内被研究得最为广泛的一个重要课题（Somefield & McCrace，2000）。然而，正如这一领域的重要开创者和领导者 Lazrus（1993）所言，关于应激应对问题的科学研究在数量上和质量上是不相匹配的。不少心理学家对本领域的研究现状感到失望，甚至认为本领域的研究，特别是关于应对问题的研究，正处于危机之中（Somefield & McCrace，2000）。梁宝勇等（2006）从方法学的角度对这一局面进行了分析，指出忽视防御机制、应对方式评定、应对方式评价中的方法学问题、应对研究的设计等方面是问题的关键。但是，方法学问题从来都是以一定理论为基础的，所以，问题的根源还是理论上的。有关应对理论的争论主要集中于应对过程的性质，即压力的应对是情境性的（应对的过程理论），还是跨情境性的（应对的特质理论），抑或既是情境性的，又是跨情境性的（应对的情境－特质理论）。其实，每一种理论观点都获得了一些研究的支持，这说明片面地强调应对过程的某一方面是没有意义的。本研究不再执着于有关应对过程的争论，而是从应对后果的角度考察家庭照料者从事照料的内在动力问题，用应对压力的理论模型解决个体在家庭照料过程中基本心理需要满足的机制问题，并由基本心理需要的满足状况进一步预测照料者对患者的家庭护理质量。在这里，基本心理需要满足是个体做出应对行为（也即家庭照料）的内在原因，同时又是应对行为的结果。因此，个体的应对行为和基本心理需要的满足实际上是一个循环往复的过程。本研究关注个体的需要、动机，透过行为过程寻找个体应对的内在原因，或许能够对深度理解压力应对行为在理论上提供一新的视角。

4、在现有的家庭照料实践中，"压力－应对"模型仍然是指导家庭照料实践的主要模型。但正如上文多次强调的，如果仅仅把家庭照料实践看成一种压力应对的过程，家庭照料的合理性就很成问题了，因为拒绝承担家庭照料任务是解决家庭照料压力问题的最好方法。而事实上，尽管有一部分家庭成员不愿承担家庭照料的任务，大多数的中国家庭仍会较好地承担起这一任务（顾和军，刘云平，2012；张莹，2015），这说明家庭照料不仅仅只是一个"压力－应对"的过程。更何况，一些学者根据这一模型发展出来的服务并不能缓解家庭照料者的压力（Albel，1990；Feinberg，Levine，2015），意味着这一模型在指导实践的过程中是失败的。"压力－应对"模型对于家庭照料问题的无能为力使有些学者对其失去了耐心，因而"试图把提供照顾是一个压力过程的'刻板印象'放在一边，存而不论"（陈树强，2003）。本研究认为，压力作为家庭照料的一个方面是不可回避的，"压力－应对"模型对家庭照料过程的解释力虽然有限，但也不是全无用处，因而正确处理这一问题的方式不应该是搁置，而应该是发展。近期有关家庭照料的研究逐渐建立起完整、系统的理论模型，从对照料消极方面的单一关注，到积极和消极两个维度的整合（苏薇等，2007）。但是，对于家庭照料的这两个方面的后果对个体深层的心理结构有何影响和如何影响一直没有相关研究。本研究根据自我决定理论的基本心理需要理论，假设有关照料的积极评价和消极评价是导致个体基本心理需要理论的直接原因，以补充和完善家庭照料的压力应对的双因素模型。

小结

　　我国进入老龄化社会的时间不长，但后来居上，迅速成为世界上老龄化速度最快和老年人口最多的国家。在社会养老服务机构尚待完善的基础上，家庭仍然承担着最主要的养老任务。老龄化，尤其是高龄化，使家庭养老不仅仅是提供衣食住行等物质条件的问题，而且很多时候涉及到家庭照料甚至家庭护理的问题。因此，家庭照料成为我国应对老龄化问题的重要途径，也成为研究者们研究的热点。现有研究根据研究目的分别探讨照料者的压力应对问题和被照料者的照料质量问题。由于出发点和归属点的差异，两种视角割裂了家庭照料过程中的两个主体（即照料者和被照料者），使家庭照料在理论和实践上陷入两难。本研究由此提出问题，并试图通过在理论上整合两种视角以解决这一问题，并采用实证研究先对实现整合的关键因素——基本心理需要进行现象学的探索，然后再通过量化研究建构家庭照料基本心理需要满足的影响因素模型和作用机制模型。我们认为，本研究的成果对于应对家庭照料领域的问题具有理论和实践上的价值。

积极心理学视野下的家庭照料：理论与实证

第二章
家庭照料研究的文献回顾

本研究的目的是从积极心理学的角度探讨家庭照料者的内在动力问题，希望能够找到一条打通照料压力应对和家庭照料质量之间隔阂的路径。但在此之前，我们首先需要对家庭照料的一些重要概念，以及两种研究视角的现有成果进行系统的回顾，然后再提出可能的整合思路。

一、家庭、家庭照料和家庭照料者

（一）家庭

家庭是指婚姻关系、血缘关系或收养关系基础上产生的，亲属之间所构成的社会生活单位。家庭是最基本的社会设置之一，是人类最基本最重要的一种制度和群体形式，具有教育和抚养儿童、情感和陪伴、性规则、经济合作等功能。[①] 传统的农业社会主要以大家庭为主，这类家庭往往是几世同堂；现代的工业社会主要包括核心家庭，由一对夫妇和未婚子女组

① 百科百度：http://baike.so.com/doc/5394769-5631903.html

-16-

成；三代直系家庭，由祖父母、父母和未婚子女组成；单亲家庭，只有父亲或母亲及子女组成、扩展家庭和扩大家庭；单身家庭（或单人户），只有一个成年人组成。此外还有重组家庭、丁克家庭、空巢家庭等。

家庭结构受人口流动、子女数量、人口老龄化、婚姻和住房等因素的影响。例如，2010 年农村 30% 的家庭因家庭成员的长期外出务工使标准核心家庭、三代直系家庭出现"破损"，而老年人口增多使老年人在直系家庭生活比例减少，而在夫妇家庭和单人户生活比例增大，从而成为小家庭，特别是夫妇家庭和单人户家庭的推动者。按照 2010 年人口普查数据，中国当代家庭构成呈核心家庭水平降低、直系家庭稳定和单人户上升的格局。家庭结构既有想小形态发展的一面，也有多婚姻单位家庭获得维持的另一面。若将家庭的小型化视为家庭结构趋于"现代"的表现，直系家庭的稳定则是对"传统"形态和功能的维系。不过，当代直系家庭已不再固守过去严格的同居共财管理形式（王跃生，2013）。

家庭养老为主的时期，个体家庭父母在世时亲子分爨（cuan）①、兄弟分家，老年人难以依靠自己的积累维持生存，分立门户的儿子有义务供给其所需生活资料；老年人生活不能自理时儿子及儿媳则要承担照料之责。从这个角度看，个体家庭亲子分解，使原来由家庭内成员承担的责任和义务变成了"家际"成员履行。家庭结构的这一变化使家庭照料变得不是那么理所当然了，对于独立出来的子女来说，父母是另一个家庭（或者说是原生家庭）的成员，属于家外（相对于自己的小家）人士。

（二）家庭照料

家庭照料（family caregiving）指某个或多个家庭成员对另外一些家庭成员所提供的超出常规范围的帮助和支持，其内容包括做家务、购物、生

---

① 注：原意为分开来做饭，比喻成年子女自组家庭后从原生家庭独立出来。

病时进行照顾等日常活动，以及相应的经济支助和情感上的慰藉。在研究中，家庭照料的含义与家庭成员之间一般意义上的帮助有所不同，特指在被照料者自己独立生活困难的情况下由配偶、子女或其他人在家庭环境中提供的帮助或支持。被照料者通常都有不同程度的生理或认知功能的丧失，需要在日常生活中依赖照料者。在各种需要照料的人群中，包括老年人、伤残和严重疾病患者、存在智力障碍的儿童等，家庭成员都承担着主要的照料任务（苏薇等，2007）。

具体而言，家庭照料的任务有两种：一是工具性的日常生活活动（instrumental activities of daily living, IADLs），如洗衣、做饭等；二是日常生活活动（activities of daily living, ADLs），如洗澡、步行等（Walker, Pratt, Eddy, 1995）。工具性的日常生活活动主要指家务活动，而日常生活活动则是健康护理的一部分。因此，有些关于家庭照料的研究认为，工具性的日常生活活动不应该包括在家庭照料之内，因为它与正常的家务没有区别。但是，对于什么才是正常的家务却没有一定之规。比如，有研究（Dwyer & Seccombe, 1991）发现，作为照料者的丈夫比作为照料者的妻子报告了更多的照料行为。其原因就在于，洗衣、做饭等工具性的日常生活活动虽然对妻子来说是日常的家务活动，对丈夫来说却是特殊的照料任务。再如，当照料者和被照料者没有住在一起时，一个妻子清扫自己的房子是典型的家务活动，而清扫被照料者的房子时，却是一种照料活动。可见，一种活动属不属于家庭照料任务会因时、因地、因人的不同而有所不同，这进而造成了界定照料对象的困难。也就是说，如何确定什么样的人是需要照料的人成了问题。

一项针对脑卒中患者家庭照料的研究强调被试日常生活活动的受限制性，把需要照料的标准定义为进食、洗澡、修饰（包括洗脸、刷牙、刮脸、梳头）、穿衣、排泄、床椅转移、平行走 45 米、上下楼等八项日常生活活动中至少有一项需要别人照顾（黄丽钗，2007）。然而，这一限定并不完全符合现实情况，这八项日常生活活动只能反映高度损伤人士的功能状况，并不适用于所有需要照料的人。在一些重要的照料研究中，尽管强调提供日常生活活动的照料，但被照料者需要的帮助却主要是工具性的日常生活活动方面的（如，Bould，Sanbor，Reif，1989；Kunkel & Applebaum，1992）。因此，很多学者认为应同时考虑日常生活活动和工具性的日常生活活动（Lawton et al，1991；Morrow-Howell & Proctor，1998；陈树强，2003）。本研究采纳这一观点，将家庭照料的对象界定为日常生活活动（如吃饭、穿衣、洗澡、上厕所等）和工具性的日常生活活动（如做饭、洗衣、料理家务、买东西等）方面至少有一项不能自理。

和过去相比，现在的家庭照料正变得越来越复杂了，表现为三个特点：（1）越来越多的家庭照料者同时又是需要赚钱养家的劳动力。如，目前美国有57%的女性在进行有偿工作，而有60%左右的家庭照料者需要处理工作和家庭照料的冲突问题；（2）需要完成的家庭照料任务越来越复杂。家庭照料者现在经常被要求提供一些技术性的护理服务，这些服务在10–15年前属于需要技能的专业护理；（3）临时性的健康护理和长期的服务支持系统之间的界限变得模糊。他们除了要提供个体照料和处理家务琐事外，还需要和各种社会服务机构、健康护理提供者打交道（Feinberg & Levine，2015）。总之，家庭照料已经不完全是传统意义上的家庭照顾，它的含义随着社会的不断发展而变化着。

（三）家庭照料者

照料者分为专业性和非专业性两种。专业性照料者包括医生、护士、康复师、理疗师、营养师、护理辅助人员、雇工、社会工作者、志愿者；非专业性照料者主要指家属，包括配偶、兄弟姐妹、子女及其他家属。

家庭照料者属于非专业性照料者，主要包括配偶和子女（或儿媳）。配偶尚在且有能力提供照料的被照料者主要由配偶照料，丧偶或其配偶不适合提供照料时，主要由成年子女，尤其是女儿承担主要照料者的角色（Lawton et al，1991；Cicirelli，1993）。在子女照料者的问题上，国内的情况有所不同。"中国老龄科学研究中心（1992）的调查则表明，子女照顾老人在城乡间存在着明显的差异。在城市，儿子和女儿所占比重很接近；在农村，儿子的比重一般明显高于女儿。城市家庭中的儿媳，对丈夫父母的日常生活照顾，不仅比农村家庭中儿媳的比重低，而且比自己丈夫所承担的责任也要低。相对来说，农村家庭中的儿媳，在照顾老人日常生活上扮演重要角色，且她们所承担的照顾责任比他们的丈夫也要多。"（转引自陈树强，2003）

在相关领域的研究中，家庭照料者指那些为被照料者日常活动需要（如进食、洗澡、穿衣、大小便等）提供大多数帮助的人（Lopez et al，2005），那些与被照料者有亲密关系的人，如家人、朋友、熟人（Heuvel van den et al，2002）。研究虽然强调主要家庭照料者与患者关系的亲密性，以及彼此接触的频繁性，但并不强调两者一定要住在一起（Anderson et al，1995）。家庭照料者一般是"具有照料责任，且在照料过程中没有酬劳的人"（Hilman et al，1990）和"免费且花费最多时间照料患者的人"（Bugge et al，1999；Scholte op Reimer et al，1998）。Qualls（2016）总结了家庭照料者的四个特点：（1）工作是无偿的；（2）被照料者是成年人（18周岁以上）；（3）照料者作为家人或朋友与被照料者有着亲密的关系；（4）提供的照料内容包括协助满足个体需求或处理家务琐事。

综上，家庭照料者就是承担老年人主要家庭照料任务的亲属（如配偶、子女或其他亲属），照料的数量以日常照料的时间来衡量；主要照料者可能是一位，也可能是多位。

二、作为照料压力的家庭照料

（一）照料压力模式下的相关概念辨析

由于家庭照料被认为是一项私人化的家庭责任（而且主要是女性的责任），因而在公共政策上没有受到太多的关注，甚至被忽视（Reinhard，2015），家庭照料者往往承受着巨大的压力。由此，长久以来家庭照料都被看成是家庭照料者应对压力的过程，早期的绝大多数研究也都是在"压力 – 评价 – 应对"的理论框架下完成的（Stephen & Zarit，1989），关注点主要为家庭照料带来的消极后果，负担、压力和紧张感是最具代表性的概念。但随着研究的开展，越来越多的研究者发现家庭照料不只产生消极后果，还会有积极作用，如照料满意感和照料者获益。

1、照料者负担、照料者压力和照料者紧张感

照料者负担（caregiver burden）是指由照料患有慢性疾病的个体所带来的难以忍受或令人不安的负荷（Hunt，2003）。Braithwaite（1996）把照料者负担定义为照料者基本需要与满足照料需求间的冲突程度。负担被认为是照料者为一个亲属或朋友直接提供必要的照料所付出的感知到的和观察到的（perceived and observed）代价。感知到的照料负担是主观负担，观察到的是客观负担。客观负担是由患者的疾病带给照料者可观察的、具体的、实际可感的代价；主观负担是照料者在照料过程中体验到的积极或消极感受。Maurin 和 Boyd（1990）把主观负担看成个体对情境的评价。研究显示，报告很多主观负担的照料者更有可能出现消极的健康问题（如抑郁），负担的主观方面对于预测后果是重要的（Suh et al，2005；McCullagh et al，2005）。

压力（stress）在词典中的定义是"强迫的力量或影响"，"一种导致

身体或心理紧张的物理、化学或情绪因素，可能是一种致病因素"和"一种由压力导致的状态——特别是由可能改变已有平衡的因素所导致的一种身体或心理紧张"（Merriam-Webster，2001）。因此，可以把压力看成一种引起失衡的现象（如家庭照料）的原因和结果。有研究者（Nolan et al，1990）把照料压力看成是一种个体对可觉察的照料需求和个体能力之间关系的认知失衡的结果。从这种相互作用的角度看，压力是一个过程，而不仅仅是一种对环境刺激的反应。这一定义强调照料者、患者的特点和环境事件之间的关系。Hunt（2003）把心理压力界定为"个体和环境之间的一种特别的关系，这种环境被个体评价为繁重或超出了他(她)所拥有的资源，从而危及其健康。"

照料者紧张感（caregiver strain）是指在照料慢性疾病的患者的过程中所体验到的不安，这种不安是由于照料要求付出不同寻常的过度的体力或心力所致（Hunt，2003）。在照料相关的文献中，照料者紧张感既被当成一种压力源，又被当成一种可觉察的压力。

研究者们虽然从概念上对照料者负担、压力和照料者紧张感的细微差别进行了区分，但在研究实践中，这种区分是非常困难的。首先，从性质上说，三者都是对照料消极心理结果的描述，都反映了需求和照料者处理需求能力之间的不平衡。其次，从变量的位置来看，三者都可以看成是个体认知评价的心理结果，也可以看成是一种次级的认知评价。再次，从作用来看，从三者都可以对个体的消极情绪（如抑郁）做出预测（Arai & Zarit，2014；McCullagh et al，2005； Blake et al，2003）。因此，在实际研究中，经常三个概念使用相同操作定义的情况（如，Blake et al，2003；Exel van et al，2004；黄丽钗，2007）。本研究无意对三者做出严格的区分，而是取其共有的本质性特征，即由照料任务和照料资源相互作用引起的一种内在的不平衡，是一种消极的主观体验；既是一种心理结果，又是一种影响个体基本心理需要满足的主观评价。在研究中以"负担感"代表这一变量。

与非照料者相比，家庭照料者通常有着更大的心理负担（Conway-Giustra，Crowley，Gorin，2002）。这种家庭照料所带来的负担感对家庭照料者的影响是多方面的，包括身体负担，如睡眠受到影响、疲惫；社会负担，如休闲活动减少、自由支配的时间减少；心理负担，如压力感和紧张感（管丽丽等，2013）。作为一种主观感受到的照料负担最直接地影响照料者的心身健康。家庭照料者比非照料者更可能出现抑郁、焦虑等不良情绪反应，并更易加重已有的一些生理病症或增加其发生的可能性，包括失眠、消化不良、高血压、心脏病等（Morgan et al，2016）。一项针对配偶照料的研究显示，负担感通过增加照料者的回避应对和减少控制感而预测抑郁症状，而情绪压抑则会加强负担感和抑郁症状之间的这种关系（Rabia & Miri，2016）。家庭照料对照料者的影响也反映在其他方面。研究显示，照料老人，尤其是照料公婆将会减少已婚妇女的闲暇、个人发展和社会的时间长度，因而会限制其从事工资劳动和自雇劳动，意味着工资收入的损失，以及由就业决定的社会保障和社会福利等权利的丧失。这种减少非农就业时间最直接的影响是已婚妇女的个人收入及生活水平降低，从而导致她们在经济上更加无助甚至陷入贫困（刘岚等，2010）。一项针对脑卒中患者家庭照料负担的研究也显示，家庭照料给照料者造成的直接经济负担和间接经济负担都是巨大的（龙泳，2005）。总之，家庭照料带来的负担对照料者的生活质量有严重的影响。

2、照料满意感和照料者获益

研究者常用照料者满意感（caregiver satisfaction）和照料者获益（caregiver gain）来表述积极的照料后果。其中，照料满意感或照料者满意感是针对照料积极方面使用得最多的术语之一。Lawton 等（1989）在早期将照料者满意感定义为"照料者通过自身的努力而获得的好处"，后来又定义为"从照料的理想方面或积极的情感反馈中主观感受到的获益"（Lawton et al, 1991）。研究显示，照料者即使在进行很繁重或压力很大的照料活动时仍能感受到照料满意感（Lawton et al, 1989；Lawton et al, 1992）。照料获益是"个体对照料角色的评价，认为这一角色使生活空间得以提升并使之变得丰富的程度（Krammer, 1997）"。这些定义都显得笼统而模糊，缺乏清晰的结构，未能对照料的积极方面进行维度划分。同时，"满意感"和"获益"在内涵上其实并没有太大的差异，它们都代表了一种照料者对照料任务的积极评价，都包含了照料者在照料过程中所感受到的任何积极回报。因此，在本研究中，将照料者满意感和照料者获益视为同一概念。

积极后果是长期慢性病患者的家庭照料中的一种普遍现象，被照料者情况的改善、关系的增强、被感激和自尊的增强是其典型表现（Mackenzie & Greenwood, 2012）。最初发现于有关家庭照料的质性研究。照料者们在访谈中报告，照料患者增加了他们对自己能力的自豪感，改善了他们的自尊，与患者建立了更亲密的关系，感受到了更多的意义感、温暖感和愉快感。在一项质性研究中，面谈的94名照料者中有90%的人对照料的积极方面做出了评价（Kramer, 1997）。Chen等（2004）的研究显示，在考察的560名照料者中，绝大多数人感觉更有力量，对自己的生活有了新的领悟，和他人的关系变得更为亲密。与消极方面（如负担感）相比，家庭照料的这些积极方面与照料者的积极情绪有更大的相关（Lawton et al, 1991）。袁小波（2009）针对成年子女照料老年父母的研究发现，在照料父母的过程中，他们通常会如下积极体验：看到父母身体好转而欣慰、分享老人带来的快乐、子女受益于典范效应而感到欣慰、得到社会和家庭认可而欣慰和满足、自我成长与成熟、实现自身价值和人生意义、与老人关系更加亲密。家庭照料带来的积极作用与照料者的生活质量有明显的正相关（Sánchez-

Izquierdo, Prieto–Ursúa,& Caperos，2015）。

上述两种照料后果之间的关系尚有争议。Kramer（1997）把负担感和照料满意感看成是一个连续体的两端，因此，它们对照料者的健康有完全不同的影响。这一观点得到了一些研究的支持（Lopez et al，2005）。但它们的关系并不是这么简单。比如，有研究（Zhan，2004；2006）显示，在中国传统文化中，照料者在体验到高负担感的同时，也对照料有更高的积极评价。这一结果说明两者并不是此消彼长的关系，而是两个相对独立的维度。

（二）照料压力的测量工具

由于家庭照料的积极影响缺乏具体明确的定义和清晰的结构，很难对其进行维度划分，因此还缺乏严格意义上的测量工具。相比之下，有关家庭照料的消极影响要清楚得多，研究者们根据自己的理解和需要编制了许多测量照料压力的工具，有访谈量表，也有调查问卷。以下择常用的工具略举几例。

（1）由 Pais 等（1981）编制的家庭会谈量表（family interview schedule，FIS）是一个半结构式的访谈量表，主要用于评定精神病患者对家庭带来的负担。FIS 共有 26 个条目，进行 0–2 三级评分，0 表示"无负担"、1 表示"有负担"、2 表示"负担很明显"。其中的 25 个条目用于客观负担的评估，包括 6 个方面的内容：经济负担、家庭日常生活，家庭娱乐活动，家庭关系，家庭成员躯体健康，家庭成员心理健康。剩下的 1 个条目为主观负担。分值越高表明负担越重。

（2）Robinson（1983）使用 65 岁以上老年患者（臀部手术和心脏病患者）样本编制了照料者压力指数（caregiver strain index，CSI）。量表分为三个维度：身体、社交状况，6 个项目；心理状况，4 个项目；工作经济状况，3 个项目，共 13 个项目。以"是"与"否"作答，得分范围为 0 到 13，累积得分大于等于 7 分表示有照顾压力，分数越高，压力越大。总量表的系数为 0.82，各维度的系数从 0.605 到 0.800，且具有较好的内容效度和结构效度。该量表的特点是简短易操作，被大量研究用于评估卒中患者的照料压力。姜小鹰等于 2006 对该量表进行了修订，使之符合国内的经济文化习惯。

（3）Novak 和 Guest 于 1989 年编制的照料者负担问卷（caregiver burden inventory，CBI）是一个多维量表，能较敏感地测定照料者对照料需求的感觉和反应。CBI 共有 24 个条目，包括 5 个维度：时间依赖性负担（5 个条目），发展受限性负担（5 个条目），体力负担（4 个条目），社交性负担（4 个条目）和情感性负担（6 个条目）。每项条目按照负担的轻重 0-4 分 5 级评分，量表的总分为 0-96，得分越高，说明照料者负担越重。量表最初是在阿尔兹海默症（AD）患者照料者的基础上形成的，既可作为专业照料者的诊断工具，又适用于家庭照料者。Chou 等（2002）在研究中发现 CBI 的整体内容符合华人的文化，适合中国人群。岳鹏等（2006）对 CBI 进行了中文修订，并取得了良好的信效度。

（4）Montgomery（1985）区分了照料的主观负担和客观负担。客观负担的测量包括 9 个条目，测定个体 9 个生活领域的内容，如个人生活、时间和个人自由，Cronbach's =0.85；主观负担的测量包括 13 个条目，测量个体在照料中的各种感受和态度，Cronbach's =0.86。在此基础上，Montgomery 在 2002 年编制了照料者负担量表（caregiver burden scale），包括 14 个条目，包含客观负担（objective burden）、主观压力负担（subjective stress burden）和主观要求负担（subjective demand burden）3 个方面。量表采取 5 点计分，客观负担 >23 分，主观压力负担 >13.5 分，主观要求负担 >15 分，表示照料者的负担重。国内研究的 Cronbach's =0.87。

此外，Zarit 照料者负担问卷（Zarit caregiver burden inventory，ZBI）

是国内外常用于评估痴呆患者照料者负担的测量工具。以上是当前使用得较为广泛的照料压力测量工具，国内学者或直接翻译或经过简单修订后加以使用，也有自编的测量照料负荷的问卷（杨红红，吕探云，徐禹静，2005），但没有做严格的心理测量学探讨，所以未能得到推广。

（三）理论模型

在家庭照料的压力–应对研究模式下，较具代表性的理论模型有两个：压力过程模型和双因素模型（苏薇等，2007）。

1、压力过程模型

压力过程模型（Stress Process Model）是由 Lazarus 和 Folkman（1984）提出的，并在家庭照料研究领域得到广泛应用。如图 2-1 所示，该模型包括 5 个主要成分：潜在的压力事件、对该事件的初级评价、对该事件的次级评价、应对策略的实施、应对的结果。

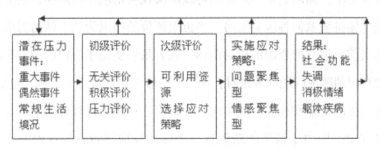

图 2-1 压力过程模型（Lazarus & Folkman，1984；苏薇等，2007）

潜在的压力事件包括重大生活变化（如离婚），偶然性事件（如工作失误），以及常规生活境况（如长期照料患病的家庭成员）等。在初级评价中，个体对情境进行初始评价。Lazarus 提出了三种初级评价：无关、积极 – 有利、压力。如果人们将情境看作是无关的或积极 – 有利的，就不会导致压力评价。如果个体感到情境是有压力的，就可能作出两种压力的初级评价：有害 – 损失评价和威胁评价。有害 – 损失评价通常包括了对个体来说很重要的人和事的潜在损失（可以是真实的，也可以是想象的）。威胁评价是指个体在觉察到自己处理环境要求的能力不足时作出的评价。当环境要求很高，或个体处理环境要求的能力很低，或两者同时发生时，个体会作出高度威胁的评价。当个体对情境做出压力评价之后，还要进行次级评价。次级评价是一个非常复杂的评价过程，需要分析存在哪些可行的应对方式，这些应对策略是否可以有效地改善压力情境以及如何有效应用的可能性。

Lazarus 和 Folkman 把应对策略分为两种：问题聚焦策略和情感聚焦策略。前者指个体为改变压力环境做出的积极努力，致力于解决情境中的现实问题（如治疗脑卒中患者的疾病或促进其康复）；后者主要通过现实的或防御性的再评价对压力事件做出自己想要的解释，以缓解情绪压力。情绪聚焦策略通过各种认知的方式进行，如有意识地回避、否认、幽默和宗教信仰等，所以尽管情绪聚焦策略能产生比较良性的情绪反应，但不能改变客观情境；而问题聚焦策略却可以解决现实情境中的麻烦，消除威胁。无论个体将采取何种应对策略，当再次评价的结果为该事件的需求超出了个体当前所拥有的资源的应对范围，或者虽然实施了一定的应对策略，但并没有起到解决问题的效果时，就会对个体健康造成不良影响，包括生理、心理健康的受损和社会功能失调三个方面。在压力过程模型中还隐含着一个再评价，即由于情境的新信息和个体的反应导致认知评价发生变化。再评价的性质将会影响个体可利用的应对资源，并导致压力事件发生的可能性。因此，压力过程模型是一个循环作用模型（Lazarus & Folkman，1984）。

在 20 世纪 90 年代之前，家庭照料研究主要采用"压力 - 评价 - 应对"的理论框架，压力过程模型就是这一研究范式的代表性理论。这一时期的研究主要关注照料的消极影响，大量的研究集中在对照料者的压力感或负担感和消极情绪的考察上。但随着研究的开展，越来越多的研究者认识到，家庭照料对个体的影响不仅仅是消极的方面，而且有积极的方面。照料评价和心理健康的双因素模型就是在这一背景下提出来的。

2、双因素模型

双因素模型（Two-Factor Model）是 Lawton 等（1991）于 20 世纪 90 年代初在 Lazarus 及其同事的有关照料压力理论框架的基础上提出来的。该模型吸收了 Bradburn 关于心理健康的双因素理论，即心理健康包括积极情绪和消极情绪两个相对独立的维度（Bradburn，1969）。如图 2-2 所示，该模型包括 4 个成分：压力源、应对资源、照料评价和照料结果。

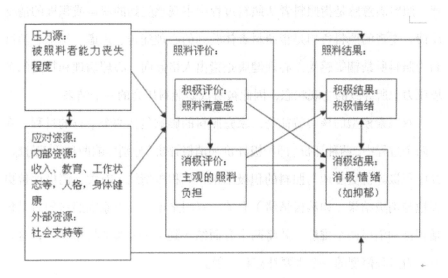

图 2-2 双因素模型（Lawton et al，1991；苏薇等，2007）

Lawton 等认为，压力源和照料者的应对资源相互作用除了直接影响照料结果外，主要通过照料评价影响照料结果。也就是说，照料评价是照料的结果，又是压力源和心理健康之间的中介变量。照料者对照料的评价有两个维度，即积极评价和消极评价。积极评价更多地导致积极的照料结果，如积极情绪；消极评价更多地导致消极的照料结果，如抑郁。但积极评价对消极情绪有一些作用，消极评价对积极情绪也有一些作用。因此，照料的积极作用和消极作用途径形成的两条平行通道是交叉的。

Lawton 等（1991）还对模型中的各个变量进行了操作定义。客观的压力源被操作定义为照料接受者能力丧失的程度。应对资源指个体用于应对压力的力量，包括个体内部的资源，如身体健康、收入、受教育程度、人格等，和外部环境的资源，如社会支持等。应对资源可减少照料要求的影响。在照料背景下，次级评价被定义为对照料要求以及与那些要求相关的个体行为的认知和情感反应。这些反应属于认知范畴，即照料评价。照料评价主要是针对照料过程的评价，两个最重要的评价是照料满意感和照料负担感。照料满意感是指照料者从照料过程中主观感受到的获益或积极的情感反馈。主观的照料负担是指照料者体验到的心理痛苦、焦虑、抑郁、消沉和为照料所禁锢等感受。心理健康是指由人格倾向、心理病理和特定的情境压力源所导致的主观状态，因此被看成是照料压力的一个结果。

双因素模型的核心特征是，家庭照料的影响包括两个平行的过程，在这两个过程中，两种评价（即积极评价和消极评价）分别影响两种心理健康，其中积极评价更多地与照料的积极结果（如积极情绪）有关，消极评价更多地与消极结果（如消极情绪）有关。双因素模型提出家庭照料的后果包括积极和消极两个维度，并将两个方面纳入到一个完整的模型当中，这是对压力过程模型的一个重要补充和完善。

（四）家庭照料后果的影响因素

家庭照料后果的影响是非常繁复多样的，几乎可以从各个方面加以考察。例如，有研究显示，精神分裂症患者家庭照料者负担的相关因素有照料者的年龄、文化水平、婚姻状况、居住地、与患者的关系以及患者的工作状况（李菊芳等，2010）。这其实概括得还远远不够，根据双因素模型，家庭照料后果（包括照料评价，如照料满意感、负担感等，与最终的照料结果，如抑郁、积极情绪等）是压力源和家庭照料者的应对资源（内部资源和外部资源）之间相互作用所导致的。因此，在这里可把影响因素按三大类进行介绍：压力源，家庭照料者的内部资源，家庭照料者的外部资源。

（1）压力源

压力源一般包括与被照料者相关的特征（如年龄、性别、症状等）、照料的持续时间以及家庭照料者提供的照料数量。被照料者是造成家庭照料负担的直接因素。大量研究把压力源的重心放在患者日常生活活动能力的缺失上（McCullagh et at, 2005；Blake et al, 2003；Dennis et al, 1998），结果显示，患者的身体残疾越严重，生活自理能力越差，家庭照料者感受到的负担越大，生活质量越差，抑郁情绪越多。被照料者功能丧失造成的依赖性增加会使照料者自主活动时间减少，是导致照料者负担加重的间接因素。但是，更多的研究显示，患者的认知功能和人格改变等对家庭照料者的健康影响更大。Anderson 等（1995）发现，脑卒中患者的异常行为和痴呆与家庭照料者的情绪相关，并指出，相比身体上的残疾，行为异常和痴呆对家庭照料者的情绪问题有更好的预测作用。Hall 等（2014）发现，特别对于中重度的艾尔兹海默症患者的家庭照料者来说，日常功能的受损，激惹、攻击和进食问题是负担感的主要来源。Berg 等（2005）的研究发现，患者认知上的缺陷与家庭照料者抑郁相关。Dorsey 等（1998）在一篇综述性的文章中指出，脑卒中患者让家庭照料者感受到最大压力的三种行为是易激惹、依赖性和不成熟的行为。Cameron 等（2006）发现，脑卒中患者在记忆和理解方面的心理行为问题越多，家庭照料者体验到的抑郁越多。一项基于元分析的研究（Pinquart & Sorensen, 2003）显示，痴呆患者的家庭照料者比其他身体残疾患者的家庭照料者有更多的压力、抑郁，更低的主观幸福感以及更差的生理健康。被照料者的功能独立性可以直接导致压力，也可以通过影响被照料者的配合行为间接影响照料者压力（王玉龙，申继亮，2012）。此外，家庭照料者情绪状态也是一个影响因素。研究显示，脑卒中患者的抑郁情绪与家庭照料者的抑郁情绪正相关（Cameron et al，2011）。

被照料者的功能丧失程度也同样影响照料的积极方面。有研究显示，患者的身体损伤程度与家庭照料者认知上的振奋（uplift）正相关，而社会退缩则与之负相关（Kinney et al，1995）。Zhan（2005）在普通老年人家庭照料者的研究中也得到了类似的结果，被照料者的工具性日常生活活动（IADL）功能水平越低，家庭照料者报告了的社会赞许越多。但也有研究发现了不一致的结果，即照料满意感与客观的压力源（如身体残疾、认知和记忆方面的问题等）没有相关（Lopez et al，2005）。还有，症状严重性对家庭照料者的影响似乎受家庭照料者与被照料者之间关系（配偶或子女）的调节，研究显示（Lawton et al，1991），在成年子女照料者中，症状越严重，照料满意度越低，而在配偶照料者中却没有这种关系。因此，压力源与照料的积极方面之间的关系问题还有待进一步探讨。

家庭照料的时间包括日均照料时间和总的照料时间，照料的持续时间是一个重要的压力源。研究显示，承担照料任务的周期和每周的照料小时数都与更大的压力呈正相关，进而影响照料者的身体健康（Litzelman et al，2015）；如果照料者每天照料的时间少于3小时，负担水平不会太高，如果大于17小时，则会直接影响到照料者的睡眠（Tomoto，Andrea，Hitoshi，2003）。一项针对运动神经性疾病的综述发现，照料者报告得最多的负担来源为照料时间，反映出时间是照料压力的主要原因（Aoun et al，2012）。研究显示，不同阶段中的家庭照料者表现出了不同的心理特点，在患者出院的第1个月里，尽管家庭照料者的生活改变很大，但这一时期的家庭照料者并没有太多的负担感，生活质量也没有受到很大的影响（Adams，2003）。但1年后，大约一半的配偶感受到较高的负担，并表现出抑郁症状，生活满意感降低；在 1 到 3 年内，那些负担感较低的家庭照料者，负担感有越来越高的趋势（Visser-Meily et al, 2008）。不过，也有不同的看法认为，照料初期的负担会更大一些，随着照料时间的延长，照料者变得越来越熟练，并开始适应照料工作，负担感会慢慢减轻。家庭照料是一种极为复杂的行为，它的性质和影响因素会随时间的不同而不同。如 McCullagh 等（2005）发现，在脑卒中患者照料的前 3 个月，家庭照料者和患者的焦虑是影响家庭照料者负担感的唯一重要因素，而到 1 年时，照料者的抑郁和缺少家庭支持也成了家庭照料者负担感的独立影响因素。照料者提供的帮助数量与照料满意度不相关，但却与负担感正相关（Lawton et al, 1991）。有研究得出了不同的结果，认为照料者花在照料上的时间数与社会赞许和照料者的抑郁程度均呈正相关，即照料时间越多，照料者的抑郁程度越高，得到的社会赞许也越多（Zhan, 2006）。此外，患者的年龄、性别对照料后果也有不同程度的影响。被照料者的年龄与照料者压力密切相关，年龄越大，对照料的需求越大，照料的难度越大，照料负担就越重（Kinney et al, 1995；Berg et al, 2005）。

（2）家庭照料者的内部资源

内部资源包括家庭照料者的性别、年龄、受教育程度、婚姻状况等人口学变量，以及经济状况、与照料者关系（如配偶或子女）、身体健康状况、人格、知识技能等。

一项有关进食障碍患者家庭照料者负担的研究显示，离婚、低受教育程度能够显著正向预测高照料负担（Padierna, Martin, Aguirre, 2013）。照料后果在性别上的差异是普遍存在的。例如，研究发现，男性照料者的满意感比女性照料者高（Lopez et al, 2005），女性照料者比男性照料者有更多的焦虑（Zhan, 2006），更低的幸福感和更差的精力（Larson et al, 2008）。这可能有多方面的原因，第一，女性的确承担了更多的照料任务，直接导致了压力的增大（Larson et al，2008）；第二，由于社会文化规范的作用，女性更加认同自己作为"照料者"的角色，因此有更高的角色期望；第三，女性可能比男性更倾向于报告自己的压力体验（苏薇等，2007）；第四，女性履行角色责任的时间、精力有限，却又必须在如母亲、妻子、雇员和照料者等多种角色中实现平衡，从而可能导致角色压力和负担（Goode，1960）。但是，在最初的3个月里，男性照料者的生活质量比女性照料者更差（McCullagh et al，2005）。

照料者的年龄对照料后果的影响似乎更复杂一些。研究显示，照料者的年龄与照料负担感和焦虑水平之间为正相关，即照料者年龄越大，体验到的负担感和焦虑也更高（Dennis et al，1998；Serrano-Aguilar et al，2006）。但也有研究显示年龄与负担感没有显著关系（Reimer op et al，1998）。在照料的积极后果方面，年龄越大，照料的满足感越高（Lopez et al，2005；Roff et al，2004），但有研究得到了相反的结果（Kinney et al，1995）。

家庭收入低的照料者有更高的满意度，子女照料者和配偶照料者比其他亲属关系的照料者（如女婿、儿媳等）有更高的满意度（Lopez et al，2005）。有研究对此进行了更精细的研究，发现妻子、丈夫、女儿和儿子照料者在承担照料任务的时候拥有的资源不同和面临的挑战也不一样。例如，比起儿女照料者来，配偶照料者所受的学校教育更少，提供帮助的时间更多但工作时间耿少南，从被照料者那里得到更多的反馈，如果他们不能提供帮助获得其他人的帮助的可能性会更少，家庭矛盾更少；相对于男性照料者，女性照料者受到的学校教育更少，对被照料者的问题行为报告得更多；相对于儿子照料者，女儿照料者更可能被边缘化，花的照料时间更多而工作时间更少，从被照料者那里获得的反馈更多，得到朋友或亲戚的支持更多（Lin，Fee，Wu，2012）。这就可能是不同的家庭照料者在照料中的感受不同的重要原因。家庭照料者自我报告的健康状况与其抑郁相关，健康状况越差抑郁越高（Zhan，2006；Epstein-Lubow et al，2009）。照料者的健康状况与负担感负相关，但与照料满意度不相关（Lawton et al，1991）。研究没有发现家庭照料者的受教育程度与照料后果的显著关系（Grant et al，2002；Lopez et al，2005）。

知识技能的作用在家庭护理质量的综述和自我决定理论启发的论述中均有提及，它既是照料者提供高质量护理的一个基本条件（景以惠，2003），也是照料者有效应对压力的一个影响因素。例如，有证据表明，通过问题解决的培训，能够增加照料者的准备性和问题解决的技能，从而减少抑郁（Grant et al, 2002）。但照料者实际掌握的照料知识是很难测量的，因此有研究者在一项干预研究中把照料者掌握的照料知识信心作为干预内容和评价指标，结果显示，干预方案能明显地提高照料者在照料知识方面的信心。不过，这一方案对照料者负担感和幸福感的影响是短期的，而非长期的（Heuvel van den et al，2000；Heuvel van den et al，2002）。Rose（1997）在研究中发现，提供信息方面的支持通过提高照料者的个人控制感来减少负担。这一结果从一个侧面反映照料知识信心的重要影响。

人格特质是一种重要的内部资源。Hansson 和 Carpenter（1990）在一项有关长期失业老年人的研究中发现，与情境变量相比，人格特质能更好地预测心理结果。在有关照料者人格特征对照料后果影响的研究中，Hooker 等（1994）研究了人格特质与照料者应对方式之间的关系，发现人格特质解释了60%的情绪聚焦型应对变异，30%的问题聚焦型应对变异，15%的社会支持应对变异。神经质得分高的人更容易对照料给出负性的压力评价，并更倾向于采用情感聚焦型应对策略；外倾性得分高的人则相反，他们更多地采用问题聚焦型应对策略，并主动寻求社会支持。Koerner 等（2009）则从另一个角度寻找人格特质与照料积极后果之间的关系。研究显示，照料满意感与人格特质中的宜人性、外倾性有显著相关，而与神经质、尽责性不相关。很多研究对此做出了解释。Hollis-Sawyer（2001）在一项研究中发现，照料者的外倾性与照料者和被照料者之间积极的角色关系相关联，而照料者和被照料者之间的关系质量又是影响照料者体验的一个重要因素。研究者们认为，外倾性之所以与照料者的健康的关系突出，是因为外倾性的个体对照料持更乐观的观点，如果需要能得到更好的支持，在他人前面感到更舒服，也就更容易维持休闲放松的活动（Reis et al，1994）。而宜人性的特点是温暖的、关怀的和给予帮助的，这些特点让照料者对这一角色感觉更舒服。所以，在宜人性上的得分越高，照料者赋予这一角色的价值也可能越高，感受到的照料积极体验也会越多（Koerner et al，2008）。

（3）家庭照料者的外部资源

外部资源主要包括民族文化背景和社会支持等。

民族文化背景的影响主要反映在宗教信仰、家庭观念等因素的影响上。Roff 等（2004）在一项研究中发现，与美国白人相比，美国黑人照料者感受到的积极方面更多，而由照料引起的负担感和困扰更少。美国黑人更虔诚的宗教信仰对种族和照料积极体验之间的关系有部分调节作用。Zhan 等（2006）的研究表明，传统文化中的孝道观念和家庭观念与照料者的负担感和抑郁程度正相关，但同时也对照料有更高的积极评价。还有研究者探讨灵性（spirituality）对照料积极后果的影响，认为对神圣感的追求有助于增加照料满意感（Hodge & Sun，2012）。当然，这里涉及到宗教的问题，因而属于文化因素的作用。可见，文化背景的影响虽是显而易见的，但具体的影响方式却异常复杂。

大量研究显示，社会支持网络是照料者的一种重要的应对资源（Koerner et al，2008；Sit et al，2004；Suh et al，2005）。家庭照料者的社会支持网络包括正式支持和非正式支持两个部分：正式的社会支持包括国家福利系统的支持，正式社会机构提供的照料及专职人员的服务等；非正式支持的主要来源是家人和亲密的朋友，以及周围有着相似经历的人们。研究显示，缺乏社会联系和支持是照料者健康恶化的关键因素，而获得社会支持与心理疾病、生理疾病，甚至死亡率的减少相关（Visser-Meily et al，2008）。研究者发现，由家庭成员提供的社会－情绪支持不仅可以降低照料者的抑郁和负担感，而且可以增加照料者对照料任务的掌控感和对照料者角色的满意感（Shirai et al，2009；Schulz & Williamson，1991；Cohen et al，1994）。

社会支持可分为实际接收到的社会支持和感知到的社会支持。有研究（Chiou et al，2009）显示，两种社会支持都能很好地预测低负担感，但感知到的社会支持预测效果更好。但社会支持并不必然导致满意感，其影响是有条件的。例如，当不考虑人格因素（外倾性和宜人性）时，家庭的社会－情绪支持对照料者的照料满意感没有显著的预测作用（Koerner et al，2008）。Baronet（2003）也发现了类似的结果，即，当控制其他因素（如，客观的负担）时，家庭支持与照料满意感没有显著关联。另外，有研究者指出，在考察社会支持的作用时，社会支持的类型也是很重要的（Li et al，1997），不同类型的社会支持与照料者负担的关联并不是完全等同的，工具性支持和情绪支持不能减少照料者负担，而缺乏物质帮助或支持性反馈对照料者和被照料者的关系有消极影响（Thompson et al，1993）。由于人口结构、地理条件、社会支持、与社区的联系紧密度以及社会规范的不同，农村和城市地区的照料者感受到的负担感和照料满意感也会有所不同（Imaiso，Tsukasaki，Okoshi，

2012）。

苏薇等（2007）在一篇综述中指出，家庭照料的积极作用途径和消极作用途径的差异可能是因为影响因素的不同，也可能是因为虽有相同的影响因素，在影响方式和程度上却有所差异。根据上述有关照料后果影响因素的归纳可以看出，后者的可能性更大，即照料的积极作用和消极作用受相同的因素影响，但影响的方式和程度可能有所区别，因为两种照料后果的影响因素几乎是一致的。再有，这些影响因素并不是单独起作用的，起作用的方式也不是单向的，而是以十分复杂的方式相互作用。例如，有研究（Perrin et al，2009）显示，出院 1 个月时，高抑郁的照料者照料功能独立性差的脑卒中患者，在出院后 6 个月时有高负担和较差的应对能力；而在出院后 1 个月有高负担和较差的应对能力的照料者，在出院后 12 个月时可能有较差的心理健康和应对能力以及较高的抑郁和负担。因此在实践中考虑这些因素的影响时不能过于简单化。

三、作为家庭护理的家庭照料

（一）家庭护理

与家庭护理有关的英语单词有两个即 family nursing 和 home care，前者指以家庭为服务对象，以家庭理论为指导，以护理程序为工作方法，护士和家庭共同参与，确保家庭健康的护理实践活动，强调"以家庭为中心"的护理理念，其服务对象不仅仅是家庭中的病人，还包括人际间和家庭系统层次；后者则属于社区卫生服务的范畴，可以替代急性病治疗后的住院治疗、替代机构长期护理，减少机构护理的需求。家庭护理的概念有广义和狭义之分。广义的家庭护理是指"正规和非正规护理者在家庭中进行的护理，以促进、恢复和保持被护理者最大程度的舒适、功能和健康，包括预防、促进、治疗、康复、长期维持和姑息护理等内容"（傅华，2002）。狭义的家庭护理则特指专业的家庭医疗保健服务，指"对有后续照护需求之个体，能在自己的居家环境中，获得定期性的专业健康照护服务，并达到健康促进、健康维护与疾病预防的目标"（陈静敏等，1999）。可见，家庭护理原本是一个医学概念，属于护理学的一个重要内容。

然而，由于老龄化的严峻形势，加之老年人健康状况和身体功能的迅速衰退，依赖专业的护理达到维持健康和实现康复的目的几乎是不可能的。研究显示，有81.2%的老年人存在不同程度的家庭护理服务需求，其中44.4%的老年人服务需求量在三项以上（曾友燕，2007）。老年人患病以慢性病为主，而且经常同时罹患多种疾病，病程长、进展慢（张欣文，郝建华，2002）。基于这一现状，老年患者的康复主要在家里完成，即使在社区服务系统较为完善的美国，绝大多数老年患者的康复仍然依赖于家庭照料（Low et al，1999）。因此，在某种程度上，对老年人的家庭照料的主要内容其实就是家庭护理。从整体护理的角度来看，老人的家庭护理具有日常性、生活性和服务性，如照顾老人的衣食住行、陪伴老人、预防意外或自伤行为。在我国，大多数家庭照料者（配偶和子女）能关注老人的健康状况，但由于缺乏专业知识和护理技能，难以提供高质量的家庭护理（桂世勋，2002）。

（二）家庭护理质量

中国文化中所认为的"家有一老，如有一宝"，其实是从实用主义的角度说的。健康的老年人不仅不需要照料，还能帮助年轻一代照顾孩子、管理家务等，只有健康出了问题、功能出现损伤时，家庭照料才有必要，而这时的家庭照料同时又是一种护理。当然，这并不是说家庭照料就等同于家庭护理，但在一些特定的情况下，二者是很难区分开来的，如对于脑卒中患者的家庭照料。那么，用家庭护理质量来衡量家庭照料的好坏也就是很自然的事情了。

很多时候都涉及到研究者们对家庭护理质量内涵的认识大致可分为两类：一类认为应以患者的需求满足程度作为家庭护理质量的判断标准（Phillips et al，1990；林美娜等，1995）；另一类认为不仅应考虑患者的需求满足程度，还应考虑照料者及家庭的影响结果（Shyu et al，1999；林秀纯等，1999）。美国护理专家 Phillips 于 1990 年将"需求管理"的概念引入老年人护理质量的研究中，将老年人护理质量定义为老年人需求的满足程度，包括生理、心理社会、环境、医疗、人权及经济等六个方面。台湾护理专家 Shyu 等（1999）认为，高质量的家庭护理必须是在照顾过程中能达到并维持家庭护理的和谐平衡状况，在有限的家庭资源条件下能兼顾老年人、照料者及家庭的利益，除满足老年人的需求外，也要满足照料者的需求。老年人需求被满足的程度、照料者的回馈与负荷、家庭受影响的程度，均应涵盖在家庭护理质量的范畴。

我们在查阅文献的过程中很少发现大陆学者对家庭护理质量做系统论述。黄丽钗（2007）针对脑卒中患者家庭护理质量的硕士论文算是比较有系统的研究。黄丽钗在总结已有研究的基础上，将家庭护理质量定义为主要家庭照料者所提供的生活照顾、居家护理及康复训练等护理活动满足脑卒中患者需求的程度，包括生理需求、安全需求、爱与归属需求、自尊需求和自我实现需求五个方面。具体含义如下：

表 2-1 脑卒中患者家庭护理质量的 5 个方面及具体内容（黄丽钗，2007）

	具体内容
生理需求	接受家庭护理的脑卒中患者大多处于脑卒中恢复期，这些患者在生理方面有保持身体清洁卫生，摄取足够营养水分，保持皮肤的完整性和正常的排泄活动，并促进运动和语言功能恢复等需求。

续表

	具体内容
安全需求	防止坠床、摔倒是脑卒中患者最需要的护理项目，照料者应保持患者卧床及卧室环境的整洁和安全，为患者提供一个安全舒适的家庭环境。同时，脑卒中患者还有医疗处置方面的安全需求，包括及时就医治疗、遵医嘱按时按量服药及预防脑卒中复发等。
爱和归属需求	脑卒中患者患病后容易产生焦虑、孤独、悲观等心理，需要照料者的理解和关心。照料者应该经常与患者交流，注意患者的情绪变化，及时给予支持；并陪伴患者参加朋友聚会或其他社会团体活动，以满足患者爱和归属的需要。
自尊需求	脑卒中患者因为自理能力下降，依赖性强，自尊感常受到影响，照顾者应尊重患者，保护患者的隐私，保持患者拥有良好的个人形象，满足其自尊的需要。
自我实现需求	虽然脑卒中患者健康状况欠佳，自理能力下降，但仍有充分发挥个人潜能的愿望。照顾者应鼓励患者尽可能地自理生活，并参与管理家庭活动，主动参加社会工作，以体现自己在家庭和社会中的价值。

（三）家庭护理质量的测定

对于家庭护理质量的评价和测定，Schumache（1998）提出应从过程和结果两个方面进行。过程指标包括关心尊重被照料者，评估照料问题，制定解决问题的策略，判断并维持一个健康的环境等；结果指标指对被照料者的满足程度，包括生理、心理、环境、医疗需求等方面的满足。与之相对应，现行的家庭护理质量测评工具也有两种取向：结果取向和"结果－过程"取向。

1、结果取向的家庭护理质量测评工具

以结果为指标的家庭护理质量测评工具是当前使用得最多的工具，但具体细分又可分为以被照料者的护理结果为指标和以被照料者－照料者－家庭的综合结果为指标两种。

（1）以被照料者的家庭护理结果为指标的工具

《护理质量量表》（QUALCARE Scale）是以老年人家庭护理结果为

取向的评价工具。Phillips 等（1990）在"需求管理"的概念下编制了此量表，内容包括了老人在生理、心理社会、环境、医疗、人权、经济六个方面的满足程度，共 48 个质量指标，每个指标采用 5 级评分。评价过程从多个角度进行，如对家庭环境的观察、与医护提供者进行访谈、观察家庭照料者与被照料者的互动等，对所收集到的资料进行综合评定。该量表聚焦于老人需求的满足程度，不考虑家庭照料者和家庭情况。量表有良好的信效度，缺点是费时较长，实际应用有一定的困难。

林美娜等（1995）以 Phillips 的《护理质量量表》为基础，以马斯洛的生理及安全层次需求为架构，编制了《家庭照护品质量表》用于研究老年脑卒中患者的家庭护理质量，共 31 个项目。量表评估老人在家庭照料中生理和安全两种需要的满足情况，没有涉及其他更高层次的需求。而且虽然主要用于测量老年脑卒中患者，但并没有太多内容反映脑卒中的症状。此外，Hung 等（2002）编制《照料活动评估问卷》用于测量居家老年人未满足的照料需求。问卷最大的特点是能够有效地区分老年人在家庭照料中已经获得的需求和未满足的需求，因而有助于帮助家庭照料者明确哪些照料活动时有效的，哪些照料活动还需要加强。

（2）以被照料者－照料者－家庭的综合结果为指标的工具

这一取向的研究者认为对家庭护理质量的评价不能只关注被照料者，也应关注与照料有关的其他方面，包括照料者和家庭的利益。高质量的家庭护理是要通过家庭照料达到家庭各个方面的总体和谐平衡状态。被照料者需求的满足、照料者的回馈和负荷、家庭受影响的程度，均应涵盖在家庭护理质量的范围之内。根据这一理念，徐亚瑛（1999）通过质性研究的结果编制了《家庭照护结果量表》（The Family Caregiving Consequeces Inventory），包含失能老人、家庭照料者、家庭部分内容。有研究者（林秀纯等，1999）使用这一量表后，认为它可作为社区护士评估失能老人、家庭照料者和家庭三方面护理质量的有效工具。

2、"过程－结果"取向的测评工具

为了引进和完善脑卒中患者家庭护理质量的工具，黄丽钗（2007）结合中国大陆的实际情况和语言方式，将《家庭照护品质量表》修订成适合大陆的《脑卒中患者家庭护理质量量表》。与原量表相比，修订量表突出了以下特点：（1）针对性强。原量表虽以老年脑卒中患者为研究对象，但其评价内容只是居家老年人的一般情况，无专科化倾向，未突出脑卒中后偏瘫、失语等护理情况，针对性不强。修订后根据脑卒中后患者的特殊情况，设立一些针对脑卒中后并发症、后遗症护理的条目，如"偏瘫肢体的功能训练""语言康复训练""大小便失禁的处理"等。鉴于这些条目可能不适用于所有的调查对象，每个条目设有具体的使用范围。（2）过程指标与结果指标相结合。原量表主要以护理结果来建立评价标准。但是，脑卒中后患者的病情严重度及病程各不相同，仅以结果来评价护理质量不尽合理。因此，修订后的量表将护理过程与护理结果结合起来建立评价标准，如对于"关节的活动度"，原量表以关节活动度的减少来制定评价标准，修订后增加了偏瘫的功能训练方法与次数等过程指标。（3）强调整体护理。原量表只评价生理需求和安全需求的满足情况，而忽视了心理社会需求方面的评价内容。修订后的量表在现代生物－心理－社会医学模式的指导下，从患者的身心整体护理出发，补充心理社会方面的评价内容，如"情绪支持""得到尊重""日常生活自理训练""个人价值在家庭中的体现与肯定"等。

《脑卒中患者家庭护理质量量表》是目前大陆地区唯一针对脑卒中患者家庭护理质量的评价工具。尽管量表在修订过程中，存在样本取样不是随机抽样、各维度条目数量差异大、未能提供护理质量等级的评分标准等问题，但信效度良好。

（四）家庭护理质量的影响因素

在家庭中，老人的心理需要满足受多种因素的影响。如，单就孤独感来说，在欧洲和美国有40%-43%的老人感受到某种形式的孤独（Perissinotto et al，2012），而影响老年人孤独感的主要因素有健康恶化、经济状况、失能、缺乏亲密关系、丧偶、独处、照料者的感受以及糟糕的关系质量等（Esther，2016；Yildirim & Kocabiyik，2010；Shiovitz-Ezra & Leitsch，2010）。总体而言，可以将影响家庭护理质量的因素概括为三个方面：被照料者因素；照料者因素；环境因素。

1、被照料者因素

在被照料者方面，影响家庭护理质量最明显的因素是被照料者的健康状况。有关一般老年人的家庭护理质量研究显示，老年人的生活自理水平与家庭护理质量呈正相关，而认知功能的缺失程度与家庭护理质量呈负相关（Lee，2002；Greeberger et al，2003）。但这方面的研究并没有取得完全一致的结论。有针对脑卒中患者的研究显示，与患者疾病相关的一些因素如脑卒中类型、脑卒中次数、脑卒中病程、是否有偏瘫、是否有失语、患者日常生活活动能力等对家庭护理质量的影响并无显著意义。这表明在脑卒中患者病情严重，自理能力低下的情况下，照料者仍可能提供较高质量的家庭护理（黄丽钗，2007；林美娜等，1995）。

除了患者的症状表现，患者的年龄、文化程度也是影响家庭护理质量的因素。患者的年龄越大，家庭护理质量越低；文化程度越高，家庭护理质量越高（黄丽钗，2007；Hung et al，2002）。

2、照料者因素

作为照料的主要负责人，家庭照料者的各个方面都可能影响家庭护理质量。研究者从性别、教育水平、健康状况等多个方面考察了照料者对家庭护理质量的影响。其中有关照料者性别对家庭护理质量的影响没有取得一致的结果。林秀纯等（1999）对97例失能老年人家庭护理质量的研究发现，男性照料者相比于女性照料者，负荷较大，而回馈较小，整体护理质量较差。但林美娜等（1995）对70例老年脑卒中患者的家庭护理质量的研究显示，照料者性别与护理质量无显著相关。多个研究显示（黄丽钗，2007；Hung et al，2002），照料者的教育水平是家庭护理质量的一个重要预测因素，受教育程度越高，家庭护理质量也越高。这可能是因为文化程度低的照料者获取文本信息的能力更差，获取新知识和新信息更困难（Scharlach et al，2008）。照料者的健康状况也会影响护理质量。照料者健康状况好，则能投入到护理活动中；反之，健康状况差，则力不从心，难以提供高质量的护理（黄丽钗，2007；Lee，2002）。研究者还发现，长时间的持续照料通过恶化照料者的健康状况，进而影响家庭护理质量（Yamada et al，1997）。有研究（Oktay & Tompkins，2004）显示，失能老人在接受家庭成员或机构工作人员提供的日常生活协助过程中，老人经常被虐待或者需求被忽视，护理质量较差，而在照顾者没有经验或者每周的照料时间超过50个小时尤其如此。

在众多照料者因素中，照料者掌握的知识和护理技巧被认为是影响家庭护理质量的一个主要因素。景以惠（2003）通过对一般老年人护理质量的研究发现，严重影响老年人生活质量的主要因素不是经济问题，也不是家庭重视不够，而是缺乏家庭保健知识和护理技巧。疾病相关知识和护理技能的掌握首先有助于完成照料者的角色转换，逐渐脱离对临床医护专业服务的依赖，从而减少因照顾工作所带来的身体和心理负荷（焦建余等，2005）。Dorsey等（1998）也认为，应该在护理前期对照料者的基本知识进行评估，当照料者懂得疾病会如何发展时，他们能应对得更好。

此外，有关家庭护理质量的研究还把照料者感受到的照料压力当作一个重要的影响因素加以考察。大多数的研究得到了比较一致的结果，照料压力与家庭护理质量呈显著负相关，即照料压力越大，护理质量越低（黄丽钗，2007；Greenberger，2003；Lee et al，2002）。家庭照料者的负担感越强，被照料者感受到的孤独越多，而照料满意感则与被照料者的孤独感显著负相关（Esther，2016）。但也有研究（Lyons et al，2002）发现，照料压力只能预测照料者自身的抑郁及消极的健康影响，与被照料者的康复结果无显著相关。这些结果表明，照料压力与家庭护理质量的关系非常复杂，有待进一步探讨、澄清。

3、环境因素

环境因素主要包括文化背景、社会支持以及家庭经济条件等。

文化背景对家庭护理质量的影响虽然非常深刻，并且几乎无处不在，但并不是直接而具体的，而是通过照料者的价值信念系统和日常行为方式起作用。例如，与西方文化相比，亚洲文化更强调家庭观念，照料者的责任感更强，更多地感受到与患者之间的亲密关系，也更经常得到来自家庭其他成员的支持（Young et al，1999；Zhan，2006），这些特征对于满足被照料者的情感需要是有利的。

社会支持作为一种重要的照料资源是影响家庭护理质量的关键变量。社会支持是来自家人、朋友、医务人员等照料者自身以外的任何帮助，如心理支持、经济支持、护理指导、协助照料等，可以是正式支持如国家福利系统的支持，也可以是非正式支持如家人或朋友等。Gilooly（1984）发现，亲属的帮助对照料者的心理健康和完成任务所获得的成就感有最高的相关。缺乏社会联系和支持是照料者健康恶化的关键因素，而社会支持的获得与心理疾病、生理疾病，甚至死亡率的减少都有相关（Visser-Meily et al，2008）。社会支持既可直接作用于患者以影响家庭护理质量，如研究显示（黄俭强等，2006），孤独和社会支持对老年人的睡眠质量有重要影响，减轻老年人的孤独感和增加社会支持对改善睡眠质量有积极意义；也可通过支持照料者影响家庭护理质量，如研究显示（黄丽钗，2007），照料者的专业指导来源个数对家庭护理质量有显著影响，专业指导来源越多，护理质量越好；是否有人协助和协助人数均对家庭护理质量有显著影响，协助照顾的人越多就越能减少主要照料者的照料时间，可分担主要照料者的照料任务，减轻其照料压力，甚至可共同探讨家庭护理过程中的问题，以提高家庭护理质量。

经济条件也是一个重要因素。Lee（2002）认为家庭经济方面的压力，会使患者在营养、家庭环境改造、药物获取等方面受到限制，得不到相应的需求，从而影响其护理质量。此外，照料者和患者的关系质量在护理质量中的作用也越来越受到重视（林美娜等，1995）。除了社会文化规范的约束之外，良好的关系质量或许是促使人们在高代价情况下仍继续提供照料的一个重要因素（苏薇，郑钢，2007）。

四、两种家庭照料的整合视野

家庭照料的两种视角实质上是家庭照料过程需要同时解决的两个问题。这两个问题是如此对立冲突，以至于使家庭照料这一活动的合理性变得可疑。因而从理论上整合家庭照料的两种视角，消除两个问题带来的两难窘境，就成了本研究所有思考的逻辑前提。

（一）家庭照料者不同角色定位的整合

两种家庭照料视角基于两种不同的研究目的，并导致了家庭照料者不同的角色定位，而不同的角色定位则决定了对家庭照料问题研究的不同逻辑走向。因此，整合家庭照料者不同的角色定位是整合两种研究视角的前提和基础。

一个家庭照料者从来就不是作为一个单一角色存在的，他（她）从一开始就承担着双重角色的使命。首先，家庭照料者是无酬的护理者和助人者。Hileman 和 Lackey（1990）从责任和酬劳的角度将照料者定义为"具有照料责任，且在照顾过程中没有酬劳的人"。对照料者的工作评估也主要以患者的需求满足为中心。如，美国护理专家 Schumacher（1998）就主张从过程和结果两方面来评价家庭护理质量，过程指标包括关心尊重患者，评估照顾问题，制定解决问题的策略，做出判断以及维持一个健康的环境等；结果指标则是指患者需求的满足程度，包括生理、心理、环境、医药需求等满足情况。这一角色定位强调家庭照料者的护理职责，带有强烈的职业化色彩。但是，家庭照料者毕竟不同于医疗机构的职业护理人员，他们承担这一角色不是因为工资报酬，而是由于伦理关系；他们忠于这一角色不是因为职业道德，而是出于情感需要。他们既没有职业护理人员的专业知识和护理技能，又不从属于任何一个专门机构。所以，简单地把一个家庭照料者等同于一个训练有素、准备充分的专业护理者是不恰当的。其次，家庭照料者是压力应对者。无论是压力过程模型，还是双因素模型，二者尽管在具体内容上有所差异，但在本质上都把家庭照料看成一个长期的压力事件，把家庭照料者当作压力应对者，强调压力应对对个体身心健康的影响。可见，家庭照料者本应既是一个家庭护理者，又是一个压力应对者，护理者和压力应对者是家庭照料者的双重角色或者说是同一角色的两个方面，忽视任何一个方面都不能完整地理解家庭照料者的内涵。

家庭照料者角色的两个方面看似矛盾对立，不可调和，实际上却蕴含着内在的一致性。根据已有研究，我们能够清楚地看到家庭照料者角色两个方面之间的一致性关系。如，照料压力与家庭护理质量呈显著负相关，即照料压力越大，护理质量越低（黄丽钗，2007；Greenberger，2003），而照料者满意感能有效预测被照料者更少的孤独感（Esther, 2016）。这说明要成为一个合格的家庭护理者也应该同时是一个成功的压力应对者。但是，如何把一个成功的压力应对者和一个合格的家庭护理者内在地联系起来？或者说，如何使家庭照料者在照料过程中既能保持自身的身心健康又能提供高质量的家庭护理？这是整合家庭照料两种视角的关键，也是家庭照料研究摆脱两难的核心问题。回答这一问题有赖于对家庭照料者深层心理动力的挖掘。

（二）关注家庭照料者的内部心理需要和照料动机

尽管提供家庭照料要付出很大的代价，比如导致自身的健康下降、失去许多可自由支配的时间及造成经济上的紧张等，但大多数人却依然愿意并继续承担着他们的照料责任(Roff et al, 2004; Zhan, 2006)。而且如前所述，家庭照料者不隶属于任何职业组织，并且他们的照料行为是无酬的，因而不存在职业道德和物质利益驱动的可能，这使他们区别于医院里的职业护理人员。那么，该如何理解家庭照料者作为一个积极主动的护理者和助人者这一角色？亦即家庭照料的动机是什么？弄清这一问题关键在于弄清动机得以产生的内部条件——心理需要。换句话说，只有弄清楚了个体需要什么、满足了什么，才能揭示个体行为的内在原因。就像 Deci 和 Ryan(2001) 所认为的，个体的行为是由具有内在性、普遍性与中心性的心理需要所推动的。他们通过实证研究的方法在各个领域对这一论点进行了验证，并取得了很多积极的结果（林桦，2008）。

具体到家庭照料者，我们要问的问题是：他们在照料中满足了什么需要？事实上，双因素模型虽然没有直接点明，但却为此提供了启发。根据双因素模型，家庭照料者不仅承受着照料任务的压力，也同时体验着照料带来的满足感。他们通过照料家庭成员获得了一种尽义务的完满感、体验到了价值感、学习到了新的技能、增强了生活意义感、得到家庭和社会认可、增进了与被照料者之间的亲密关系等（Chen Fang-pei & Greenberg，2004；Baronet，2003；Cohen et al；袁小波，2009）。这种对家庭照料过程的积极评价正是个体心理需要得以满足的一种表达。而且，心理需要的满足不仅是促进个体内在动机的基础和前提，也是个体保持身心健康的内部条件。正如马斯洛所说："然而，这不仅是基本需要越来越多地得到满足，也是心理健康水平在不断地提高。很明显，在其他因素相同的条件下，一个安全、归属、爱的需要得到满足的人，……他又获得了尊重和赞赏，并且进而发展了自尊心，那么他就会更进一步地健康、更加自我实现，成为更加丰满的人。因此，似乎需要满足的程度与心理健康的程度有确定的联系。"（《动机与人格》（第三版））实证研究的结果也显示，照料满意感与家庭照料者的积极情绪显著正相关（Lawto et al，1991）。

所以，家庭照料者的照料动机和心理健康是以其内部心理需要的满足为前提的。由于家庭照料的过程也是一个压力应对的过程，因而可以推测，内部心理需要的满足很大程度上依赖于家庭照料者压力应对的好坏。然而，由于压力应对的理论框架仅仅满足于寻找压力源、个体认知评价与情绪状况之间的表层关系，而极少关注家庭照料者的深层需要和动机问题，所以未能回答诸如"家庭照料产生的负担感和满足感对照料者的深层心理有何影响"、"这种影响与照料者的心理健康及提供的家庭照料又有何关系"等问题。显然，对这些问题的回答才是解决家庭照料中的两个核心问题（即照料者的压力应对问题和被照料者的需求满足问题）的关键，也才是实现两种视角整合的关节所在。换句话说，解决家庭照料问题在理论上的两难需要我们从一个新的角度来看待这一现象，这一角度就是积极心理学的角度，在这一角度下，家庭照料在本质上不再是照料者应对压力的过程，而是满足基本心理需要的过程。

小结

　　本章对家庭照料的相关研究做了一个系统回顾。社会老龄化的现状使家庭照料问题进入研究者的视野，因此我国研究者对家庭照料的关注是近20年的事。学术界对家庭照料的理解不同于一般的家庭养老，而是指为独立生活困难的老人提供的各种超出常规的帮助和支持，而家庭照料者也不是指所有在家庭环境下提供照料的人（如雇佣的保姆、家庭医生），而是指那些免费提供照料的亲属朋友。家庭照料问题的一个方面集中在照料者的身心健康上。现有研究普遍同意，家庭照料者在承担照料任务的过程中，同时受到积极和消极的影响，并认为家庭照料的影响因素可以从压力源、家庭照料者的内部资源、家庭照料者的外部资源三个方面加以考察。家庭照料问题的另一个方面是照料质量问题。由于家庭照料的对象都有功能方面的损伤，因此很多时候照料质量也就是护理质量。家庭护理质量的测量指标包括结果指标和过程指标，但现有研究多为结果指标。影响家庭护理质量的因素很多，包括照料者、被照料者和家庭环境几个方面。家庭照料的这两个问题是一个对立统一的矛盾体，但现有研究对其缺乏理论上的思考，而在具体研究上却有意无意地将其对立起来，或者至少将其割裂开来。本研究认为，只看到两个问题的对立对于理解家庭照料的实质是不够的，因而应注意两个问题的统一想，并提出从积极心理学的视角达到整合的目的。

第三章
积极心理学与家庭照料

从积极心理学的视角看待家庭照料，就是强调家庭照料对照料者的积极影响。尽管在"压力－应对"框架下，研究者们已经注意到了家庭照料的积极后果，但那仍是在消极心理学的范畴之内，家庭照料在本质上仍然是消极的，而所谓的积极方面仅仅是处于从属地位伴随出现的现象。因此，仍然无法解释家庭照料者承担照料任务的动力所在，也无法整合家庭照料者作为压力应对者和家庭护理者两种角色造成的两难。积极心理学则认为，人们的美好和卓越，与疾病、混乱和悲痛都是真实存在的，这些积极的方面不是次要的、衍生的、虚幻的、附属的或其他什么，并相信促进积极特质的发展和体现，能够促进积极主观体验（克里斯托弗．彼得森，2010）。在这一视角之下，本研究认为，应把家庭照料中的积极因素与消极因素放在同等重要的位置加以考察，并深究这些积极后果的来源，以及这一来源的积极影响。我们相信，惟其如此，才能将家庭照料从"压力过程模型"的恶性循环中解救出来，找到一条更积极的通往良性循环之道。

一、积极心理学的基本思想及其启发

据说，积极心理学是从这样一个故事开始的，这个故事的主角是积极心理学的创始人 Seligman 和他五岁的女儿尼奇：

一天下午，Seligman 在花园里除草，而且像他做所有事情那样，郑重其事的除草。小尼奇过来帮忙，把除好的草抛向空中，不断地唱啊跳啊。这在我们看起来是非常欢乐的一幕。但小尼奇的举动惹怒了 Seligman，他责备了尼奇。小尼奇悻悻地走开，不过几分钟后她又回来了。

"爸爸，我想跟你聊聊。"

"好的，尼奇。"

"爸爸，你还记得我五岁生日之前的事情吗？我 3-5 岁时，都是一个爱哭的女孩。我几乎每天都要哭。在我五岁生日那天，我决定不再哭泣了。当然这个对我来说很难。如果我以后不再哭，你是否也能不再做一个坏脾气的爸爸？"

在那一刻，Seligman 顿悟了。这种顿悟包括两个方面，一是自我的一种觉察：抚养孩子并不是去改正他们的缺点，找出他们的错误，而是去识别和发展他们的长处。对于尼奇来说，这些长处包括能够进行自我改善的意志力，以及去挑战她那坏脾气父亲的能力，这个父亲跟女儿一样，也有着自我改善的意志力。第二个顿悟是一种与积极心理学相关的专业性的觉察：现存其他形式的心理学并没有充分关注到人们身上这些卓著的能力。这些能力是怎样产生的？又是怎样被激励的？用缺点和不足去形容某个人，会使我们忽略他的另一部分内容——他的优点，也是生活有价值的关键（任俊，2006）。

心理学应该关注人类的力量和美德，而不仅仅是人类的错误和病态，这就是 Seligman 从他的经历中悟到的积极心理学。

（一）积极心理学的基本内涵

"积极心理学（Positive Psychology）是致力于研究人的发展潜力和美德等积极品质的一门科学。"（Sheldon et al., 2001）这是对积极心理学最经典的定义。积极（positive）一词，源自于拉丁文字 positum，原意指"实际而具有建设性的"或"潜在的"意思。现代意义上的积极，既包括人外显的积极，也包括人潜在的积极。在当代心理学中，"积极"一般指"正向的"或"主动的"含义。积极心理学家相信，积极不是消除消极以后的附属结果，而是与消极相对独立且有其独特意义的变量，积极和消极处于一个连续体的两端，消除消极最多只能获得非消极的结果，这个非消极的结果也就是一个不好不坏的状态，即"0"的状态，因而消极心理学的模式不能帮助人类获得优越和幸福，对于增加人类的福祉无能为力。这不符合人所固有的积极本性和社会发展的要求，积极心理学就是对这一现状的改变，是"一种从研究生命中最不幸的事件到研究生命中最值得过的事件的转化……是对过去已有心理学的一种补充"（Seligman, 2002）。

积极心理学的兴起和发展首先是人类社会自身发展现状的一种实践要求，源于当代社会人类的真实需要，正如 Seligman（2002）所说："当一个国家或民族被饥饿和战争所困扰的时候，社会科学和心理学的任务主要是抵御和治疗创伤；但在没有社会混乱的和平时期，致力于使人们生活得更美好则成为他们的主要使命。"然后才是对消极心理学模式的挑战和补充。消极心理学模式使"心理学家对如何促进人类的繁荣和发展趋于无知，一方面是因为对之关心太少，另一方面是戴着这样的有色眼镜使他们不能认识到这个问题的价值，其实，关注人性的积极方面有助于更深刻地理解人性。"（Sheldon & Laura King, 2002）而越来越多的心理学研究发现，幸福、发展、快乐、满意才是人类成就的主要动机，人类的积极品质才是人类赖以生存和发展的核心要素，发展人性的优点比修复疾病更有价值。

积极心理学将自己的研究重点放在人自身的积极方面，主张心理学要以人实际的、潜在的、具有建设性的力量、美德和善断为出发点，提倡用一种积极的心态来对人的许多心理现象（包括心理问题）做出新的解读，以激发人自身内在的积极力量和优秀品质，并利用这些积极力量和优秀品质来帮助有问题的人、普通人或具有一定天赋的人最大限度地挖掘自己的潜力获得良好的生活（任俊，2006）。特别需要注意的是，积极心理学并不是要否定消极心理学的研究价值，也不是要人们做把头埋在沙子里的鸵鸟对心理问题与疾病视而不见，而是在承认这些消极方面的前提下，更强调研究人性的优点和价值，它"呼吁心理学不仅要关注疾病，也要关注人的力量；不仅要修复损坏的地方，也要努力构筑生命中美好的东西；不仅要致力于治疗抑郁痛苦的创伤，也要致力于帮助健康的人们实现人生价值。"（克里斯托弗·彼得森，2010）从更广阔的层面来说，积极心理学研究包括工作、教育、洞察力、爱、成长与娱乐，它探索美好的生活以及获得美好生活的途径和方法，它采取更加科学的方法与技术来理解人类复杂的行为，目的是为了开发人的潜力、激发人的活力，促进人的能力与创造力，并探索人的健康发展途径（苗元江，余嘉元，2003）。积极心理学的力量是帮助人们发现并利用自己的内在资源，进而提升个人的素质和生活品质（Seligman & Csikszentmihalyi，2000）。

（二）积极心理学的研究主题

积极心理学研究的主题众多，在主观维度上涉及的内容为积极的主观体验，如幸福感、愉悦、感激、成就等；在个体维度上，涉及积极的个人特质，如个性力量、天分、兴趣、价值等；在群体维度上，涉及积极的机构，如家庭、学校、商业机构、社区和社会等（克里斯托弗·彼得森，2010；

Levis & Haviland，2000）。

　　积极心理学对积极主观体验的研究成果集中体现在围绕积极情绪"拓展－构建"理论（the broaden-and-build theory of positive emotions）的研究上。这一理论由美国密西根大学的心理学教授 Fredrick 于 2001 年提出，认为积极情绪能短暂地增强个体的思想和行为能力，也能长久地影响个体的心理资源以指导其思想和行为（Fredickson，2001），从而强有力地挑战了已被当成是基本规律的"消极情绪能让个体的认知更准确"的结论（马甜语，2009）。例如，兴趣是个体工作动力的来源，能充分调动个体的知识和生活经验，同时能促使个体关注相关的新信息；幸福感一方面让个体对过去满意，另一方面让个体对未来充满希望，而且把这种感受迁移到对各种事物的认知上；爱情帮助个体产生一些爱的思想和行为，并将之迁移到生活的各个方面（Fredrickson，2002）。此后催生出一大批实证研究对这一理论的正确性进行验证，并取得了大量的研究成果（Pritchard & van Nieuwerburgh，2016；Core & Alquist，2014）。

　　积极人格特质的研究是积极心理学的基础。积极心理就是要培养和造就健康人格，个体的人格优势会渗透到人的整个生活空间，产生长期的影响。积极人格特质的研究最早起源于 Seligman 的习得性无助研究。通过对习得性无助研究的深入分析，Seligman 认为挫折和失败的生活经历是导致个体出现问题的重要原因，但同样的经历并不导致同样的后果，其关键在于人格的差异。Seligman 提出有两种不同的人格类型："乐观型解释风格"和"悲观型解释风格"（Peterson & Steen，2002）。除了积极人格，天分、兴趣、价值、成就、自我决定、自尊、创造性等都是积极心理学强调的积极个人特质。

　　积极心理学认为，个体获得积极体验和形成积极人格需要积极的外部环境。积极心理学把那种能够促使个体获得更多积极体验并有利于形成积极人格的环境系统称为积极地环境系统。积极环境系统包括三个层面:(1)宏观层面,如政治制度、社会环境;(2)中观层面,如工作单位、生活社区;(3)微观层面,如家庭。不过,尽管积极心理学强调外部环境的重要性,但仍然认为个人的态度才是获得积极体验和形成积极人格的决定因素(马甜语,2009)。

积极心理学所聚焦的这些主题充分反映了其对人性中积极方面的重视,以及对其理论应用性的强调。

(三)积极心理学的基本观点

积极心理学的基本观点表现为三个方面(任俊,2006):

(1)实现平衡的心理学价值观

积极心理学认为二战以来的心理学从性质和价值上可以概括为病理心理学(pathology psychology)或者消极心理学。消极心理学最大的特点是将社会或人的问题为出发点,以纠正这些问题为归宿点,因而无法兼顾那些让人变得优越的积极方面。这种心理学属于病人的心理学,而不是普通人的心理学,它忽视了一个普通人对于幸福、美德的追求,只看重一个病人遭受到的疾病带来的痛苦。可以说,消极心理学道出了人性中的一部分真相,但忘记了心理学的最大使命在于使一切生命过得更有意义、有价值,忘记了追求幸福(而不是没有痛苦)才是人对生活的本质要求。为此,积极心理学提出要重新实现心理学的价值平衡,把研究人的发展潜力和美德等积极品质作为自己使命。但是,积极心理学并不是要消灭心理的消极方面,而是想告诉世界"积极心理学是现实主义的,它从不声称人类的本性都是美好而光明的,它只是提出了一种更平衡的观点。这个世界的绝大多数人都在过着有理性的生活而且有能力使自己活得更美好和更旺盛,即使当他们——尤其是当他们——面对各种挑战、挫折和困境的时候。"(Keyes

& Haidt, 2003）

（2）强调每个人的积极力量

积极心理学认为应该把工作重心放在培养人固有的积极能力上，通过培养或扩大人固有的积极力量和积极品质而使人成为一个健康幸福的人。人的积极力量不仅仅只是一种静态的人格特质，还是一种动态的心理过程，能对周围的环境进行有效的分析并做出合理的选择。积极力量是人本性的一部分，它如同个体的生长发育一样，是人类在进化过程中形成的一种模式（patterns）。积极心理学在研究心理的积极力量方面取得了很多重要的成就。如 Diener 研究了人为什么以及在什么时候有主观幸福感，提出主观幸福感（subjective well-being）应成为人类社会发展的行动指南；Massimini 和 Fave 从进化论的角度提出人类的积极体验（optimal experience）是影响人心理选择的重要因素，并直接影响人类的行为模式；Peterson 研究了乐观主义（optimism）与现实及悲观主义的关系和培养途径，认为它是社会发展的一个重要条件；Ryan 和 Deci 从人的本质出发研究了自我决定（self-determination）对个体内部动机、社会发展和人生幸福的促进作用；Myers 从人类是怎样幸福（happiness）的以及谁是幸福的人着手，用实证的方法证明了良好的外部环境和个体的积极品质才是幸福的来源；Taylor 等用实证的方法得出积极情绪（positive emotions）不仅能帮助人消解生活中的压力，也能增进身体健康的结论。

（3）提倡对问题做出积极的解释

积极心理学提倡对个体或社会所具有的问题作出积极的解释，并使个体或社会能从中获得积极的意义。寻求问题积极意义的途径有两条，一是多方面探寻问题产生的根源，二是从问题本身获得积极体验（Miller & Harvey, 2001）。对问题作出积极解释，并不意味着只看到问题的积极方面，而是在看到问题消极方面的同时，也能看到问题的积极方面。任何一个问题的出现都是多种原因造成的，如果只看到那些无法改变的因素，问题就是个令人绝望的问题，容易把人逼上悬崖，如果能够更全面的分析问题，几乎一定会找到那些让局面出现转机的方面，这个时候问题就成了人们获得成长的契机。除了从分析原因中看到问题解决的转机，还需要从问题中获得积极体验，这种积极体验通常来源于个体在解决问题过程中感受到的行为有效性。桑代克的猫笼实验很好地说明了这两个途径。在那个实验中，猫能够乐此不疲而且越来越熟练地打开关着它的猫笼需要两个条件，一是它能够通过自己的行为打开猫笼，从而发现猫笼是可以打开的（行为的有效性），二是它打开了猫笼就能吃到笼外的鱼（获得积极体验），只要这两个条件都具备了挫折就成了成长的机遇（王玉龙，2013）。积极心理学主张更现实全面地看待问题，从解决问题中发挥潜力，实现成长。

（四）积极心理学对家庭照料研究的启发

压力-应对模式在心理学研究中的困境（Lazarus，1993），也突出地反映在家庭照料的研究中，使其不仅在理论上造成两难（申继亮，王玉龙，2010），在实践中也无法起到有效的干预作用（Feinberg & Levine，2015）。而积极心理学的现实主义态度、对人性积极力量的高扬以及对看待问题积极视角的强调，对深陷消极心理学泥潭难以自拔的家庭照料研究带来了另一种思路和观念，有着重要的启发。

1、应对家庭照料采取现实主义的态度

现有的家庭照料研究主要在消极心理学框架下进行，将家庭照料当成一种压力应对过程是研究者们的普遍观点。事实上，不仅照料压力研究的视角如此，家庭护理研究的视角也是如此。后者的出发点虽然不是家庭照料者，但对家庭护理质量的要求本身就包含了照料压力的存在。家庭照料"二因素模型"（Lawton et al，1991）对家庭照料的压力应对论提出某种

程度上的挑战，但由于是压力－应对模式框架下的产物，在本质上仍将家庭照料看成是消极的。家庭照料者的积极方面始终只是照料过程中不太重要的附属部分。如，陈树强（2003）在对北京市 15 个成年子女照顾老年父母经验的研究中指出"被试者感受到的影响，大多数为负面，只有少量为正面"。现在也确实有越来越多的研究开始关注这少量的"正面影响"，但都很少有研究者认为这些"正面影响"应该放在与消极影响同样重要的位置。

家庭照料的积极方面只是不太重要的一方面吗？根据积极心理学的观点，这当然不是事实。积极心理学强调对现实应该采取现实的态度，任何现实都不可能只有坏的一方面，没有好的一方面，而在"面对各种挑战、挫折和困境的时候"尤其如此（Keyes & Haidt，2003）。对于糟糕的经历，又有什么比弗兰克尔在纳粹集中营的经历更残酷的呢？但在那种环境下，弗兰克尔依然认为能够发现生命的意义，而"看不到生活有任何意义、任何目标，因此觉得活着无谓的人是可怜的，这样的人很快就会死掉。"（维克多．弗兰克尔，2014）现实有很多可能只有尽可能地意识到这些可能才是现实主义的。同时，积极心理学并不强调积极才是现实的主体，就算幸福也不是只有快乐的体验，"真正的幸福不应该是绝对没有不良的情绪，而是经得起困难和挫折的考验"（本－沙哈尔，2013）。积极心理学的这种现实主义态度要求我们对家庭照料也应持现实主义的态度。

根据社会交换理论，一种交换互动的维持，需要付出和获得达到某种程度的基本平衡才有可能（即公平原则）（梁颖琳，2009）。因此，如果琐碎、繁重、长时间的家庭照料只是一种压力，只会带来大量的消极影响，而只有很少的积极影响，那么家庭照料者提供长期的照料就是不可理解的。这意味着，对家庭照料的现实主义态度就是要将家庭照料的积极影响与消极影响等量齐观，并尽可能深入地探讨积极影响在家庭照料行为维持中的作用。

2、需努力挖掘家庭照料者的积极力量

积极心理学致力于研究人类或者人类社会的积极力量，这些积极力量包括满足、满意、骄傲、安宁、成就感、高兴、幸福、身体愉悦、乐观、自信、希望等积极体验，也包括智慧、友好、尊严和慈祥等人格特质，还包括对人类的福祉有增进作用的家庭、学校和社会等组织系统。积极心理学家相信，着眼于人性中的这些积极理论有助于心理科学对人性更科学的理解以及更有效的干预，并促进个人、家庭与社会的良性发展（马甜语，2009）。

家庭照料作为一项艰苦的劳动，往往需要照料者付出难以承受的沉重代价，尤其重要的是他们往往既无经济上的回报，又无职业道德的规范，因此要使这种行为长久维持，既能保持自身健康，又能保证护理质量，必须深挖个体身上所固有的积极力量。现有关于家庭照料问题的研究大多把照料者置于一个被动应对压力的角色，即使有少量探讨其照料积极影响的研究，也多停留在对某些积极体验的现象学描述上。这一现状显然还不足以揭示家庭照料者积极力量的作用，至于干预和培养就更加无从谈起。因此，积极心理学视野下的家庭照料不仅要考察家庭照料积极影响的表现，更要研究这些积极影响的来源、具体的作用机制和有效的培养途径。

3、应将家庭照料的逆境转化为个体成长的机遇

"积极心理学认为心理问题本身虽然不能为人类增添力量和优秀品质，但问题的出现也为人类提供了一个展现自己优秀品质和潜在能力的机会。"（任俊，2004）因而提倡对问题作出积极的解释。正如弗兰克尔所说，"人类总是有能力（1）将人生的苦难转化为成就；（2）从罪过中提炼改过自新的机会；（3）从短暂的生命中获取负责任的行动的动力。"（维克多.弗兰克尔，2014）任何问题都有更好的一面，也可以有更坏的一面，但把问题看得更坏只会使本已糟糕的局面变得更糟糕，如能看到积极的方面，希望和信心这些人性中的积极力量就可能被激发出来，从而改变糟糕的局面。积极心理学还强调，对问题作出积极解释并不是要盲目乐观，对消极方面视而不见或者甚至颠倒黑白，而是要对问题作出更现实全面的分析，并从问题中产生积极体验。这就为如何"改译"问题的消极方面提供了明确的指导。

任何一个有理性的人都不会否认家庭照料作为一种压力的存在，但如果认为家庭照料只是一种需要承受的压力同样是不理性的。家庭照料的确会让照料者承受巨大的压力，但这一过程同样是照料者获得成长的机遇。如，不同的家庭照料者会有不同方面的成长，有些家庭照料者觉得自己获得了一种管理自身环境的能力感，有些觉得自己发展了并认识到某些方面的其他潜力，有些对自己有更好的认同和接纳等等（Kramer，1997；Sanches-Izquierdo，Prieto-Ursua，Caperos，2015）。如何看待这些积极影响在家庭照料中的作用，以及如何让家庭照料者具有更多的积极感受和收获，才是这一领域的工作者最应该考虑的。

总之，积极心理学为我们重新审视家庭照料现象提供了一个新的视角，在这一视角下，家庭照料有着完全不同于消极心理学模式所定义的各种性质。现在的问题是，我们该如何将家庭照料问题引入到积极心理学的框架下进行具体研究？这个切入点需要应该回到家庭照料的要求本身，即对照料者健康和家庭护理质量的兼顾问题。在积极心理学的研究框架中，自我决定理论提出的基本心理需要理论被众多研究证明对于发展人类动机和保持健康具有根本性意义。因此，我们认为，自我决定理论可以作为我们在积极心理学视野下进一步探讨家庭照料现象的理论依据。

二、自我决定理论与家庭照料

自我决定理论（Self-Determination Theory，SDT）由美国心理学家Ryan 和 Deci 在 20 世纪 80 年代提出的以人的需要为基础的当代动机理论，是积极心理学的一个重要研究领域，目的是为了突出人的不断发展的内部资源对人格发展和行为自我调整的重要性。这一理论的核心是强调人固有的发展倾向和先天的心理需要的重要性，它假定每个人都有争取自由和不受压制并在自己的行为中体现力量和能力的愿望，主张通过研究人心理需要的满足来说明各种动机在人格发展中的推动作用，特别是关注个体为什么会在某一时刻选择某些信息而不选择另外一些信息作为自己人格材料的一部分（任俊，2006）。该理论具有深厚的哲学基础，经过近 40 年的发展逐渐形成完善的理论架构及丰富的思想内容，并被广泛应用于学校教育、家庭教育、宗教、医疗、体育训练、政治、心理治疗、组织管理、人际关系等各个领域。

（一）自我决定的内涵

自我决定理论强调自我在动机过程中的能动作用，认为自我决定是一种涉及经验选择的人类机能品质，它组成内在的动机能力，并且证明了一些外在动机行为的存在（张爱卿，2002）。

Deci 和 Ryan（1985）指出，"自我决定是个体的一种能力，也是个体的一种需要。人都有一种基本的内在的自我决定的倾向性，它引导着人从事有兴趣的、对能力发展有利的行为，并形成一种与社会环境的灵活适应"。"自我决定是一种关于经验选择的潜能，是在充分认识个人需要和环境信息的基础上，个体对行动所作出自由的选择。"（刘海燕，闫荣双，郭德俊，2003）可见，自我决定是人之为人的基本特征，其含义涉及两个方面：

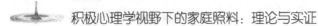

一方面，如果我们说某人是自我决定的，就意味着他的行动实际上必定是由其自身发起和自我导向（sel-directed）的。驱使行动的是某个欲望和行动主体相信或认为可以通过某个行动得到或摆脱的目标。另一方面，表示完全由自己做主，个人的行动或选择出自其真实意愿，不受一切外来的强制性、欺骗性和操纵性的影响（王晓梅，丛航青，2015）。也就是说，自我决定是人的一种选择能力和实施这种选择的能力，任何强化、驱力或外在的力量、压力都不能成为个体行为的决定因素。

（二）自我决定理论的主要内容

在自我决定理论的框架下形成了五个有着内在联系的子理论：认知评价理论（cognitive evaluation theory，CET）、有机整合理论（organismic integration theory，OIT）、因果定向理论（causality orientations theory，COT）、基本心理需要理论（basic psychological needs theory，BPNT）和目标内容理论（goal contents theory，GCT）（张剑，张微，宋亚辉，2011）。

认知评价理论是自我决定理论第一个思想观点，用于解释外在报酬削弱内部动机的原因，认为，不同的外部环境对于内部动机及行为的影响是不同的，信息性的外部环境起促进作用，而控制性的外部环境起削弱作用。然而，人的行为不能完全依靠内部动机来推动，否则将有很多有意义但无趣的工作无人问津，所以如何将外部动机变得和内部动机一样有效就显得尤其重要的了，有机整合理论就是基于这一目的提出来的。该理论认为动机从外而内可以分为四种类型，其中最内层的动机为整合动机，由于有更多的自我决定，称为自主性动机，并提出通过外部环境干预的方式实现外部动机的内化调节。在现实中，个体之间的动机取向表现出巨大的差异且相对稳定。因果定向理论对这种相对稳定的差异性进行了描述性的解释，认为人类的动机取向有自主定向、控制定向与非个人定向三种类型。自主定向的个体以兴趣、自我认可的价值为基础，在活动中更可能产生内在动机与整合的外在动机；控制定向的个体倾向于受报酬、限期、结构、自我卷入和别人指令的控制，常表现为外在的和内射的调节，非个人定向认为无法控制行为的结果和意图，所以常表现为缺乏动机和有意识的行动。Deci 和 Ryan 证实每种定向相对独立，与环境因素工作作用于个体动机的内化过程。

基本心理需要理论和目标内容理论是自我决定理论后期提出来的两个理论。前者是自我决定理论的核心理论，提出人所具有的三种最基本的心理需要（能力、自主和关系）是个体行为和心理健康的基石，因而为自我决定理论的实证研究提供了逻辑基础。后者是在基本心理需要理论的基础上发展起来的，认为不同的目标性质和内容对人的基本心理需要的作用也是不同的，从而对个体的心理健康和幸福感产生不同的影响。内在目标（如合群、亲密关系、个人成长等）比外在目标（如外表、金钱等）能够给个体带来更多的心理需要满足和幸福感。

（三）基本心理需要理论

需要是有机体内部的一种不平衡状态，它表现在有机体对内部环境或外部生活条件的一种稳定的要求，并成为有机体活动的源泉。人类的各种活动或行为都是在需要的推动下进行的（彭聃龄，2011）。基本心理需要理论强调人类内在的固有的基本心理需要在心理健康和行为中的基础性作用，是自我决定理论的核心部分。这一理论的提出实际上是自我决定理论为整个框架寻找的一块基石，自从有了这块基石，自我决定理论在各种领域的实证研究得以广泛开展和应用（Deci & Vansteenkiste，2004）。

Ryan 和 Deci（1985，2000）在总结以往研究的基础上提出人类存在着三种基本心理需要：自主需要（autonomy）、能力需要（competence）和关系需要（relatedness）。自主需要即自我决定的需要，个体在从事各种活动中，能根据自己的意愿进行选择。自主并不意味着独立于其他人，它是指"当面对影响个体行为的某种外部事件产生的压力时，个体进行自主选择的程度（Ryan & Deci，2006）。"自主性也不同于自由意志（free will）。自由意志是指对规则的蔑视或不服从，而自我决定理论假定个体的行为是符合社会规范的，个体的行为或受自主性引导或受外在力量控制。能力需要是指人们有效应付环境的内在愿望，即人们在整个一生中都希望掌控他们所生活的世界，并感受到行为的有效性。关系需要是指人们所具有的欲与他人交流、联系以及关爱他人的普遍化倾向，是一种归属需要。

这三种基本心理需要构成了人类积极行动、最佳发展和心理健康所必需的"生长素"。它们具有内在性、普遍性和中心性，因此，在促进最佳机能和阻止机能下降的意义上具有跨性别、跨文化和跨时间性。由于这些需要是基础的，人们会倾向于朝向那些能够满足这些需要的情境，而远离那些阻碍这些需要满足的情境。很多时候，虽然人们的行为并不是专门想满足他们的基本需要。但他们在做感兴趣或重要事情的过程中，也能感受到需要的满足。当基本心理需要的满足受阻达到一定程度时，个体就会出现被动、病态、错乱和疏离的机能状态。如果社会环境支持并促进这三种需要的满足，那么人类的动机和天性就会得到积极的发展，人类自身也能健康地成长（Deci & Vansteenkiste，2004）。总之，能够满足三种基本心理需要的社会环境就能够促进外部动机的内化，使个体更长久地坚持某项活动，保持积极的心理状态，能够更好地成长，产生更积极的行为结果，而那些阻碍三种需要满足的环境则会降低个体的自主动机、工作成绩和幸福感（Reis et al，2000；Patrick et al，2007）。

Ryan 和 Deci 的基本心理需要理论得到了很多实证研究的支持。

Sheldon（2001）比较了10种具有代表性的需要，以确定哪些需要对人类来说是最基础的。研究者要求被试描述他们生活中经历过的最"令人满意的事件"，然后要求他们就这些事件对10种代表性需要满足的程度予以评分，结果显示，自我决定理论提出的三种基本心理需要——自主、能力和关系，在满足程度以及与事件影响的相关性上都处在前四位。在一项自我决定理论的跨文化研究（Deci et al, 2001）中，研究者将自由经济中美国工作组织的研究复制到以计划经济为中心的保加利亚的国有企业中，并发现了一致的结果，即基本心理需要的满足对工作环境中的个体的任务投入和心理调整具有促进作用。基本心理需要理论在训练和运动领域里也得到了广泛验证，即基本心理需要的满足能够有效地预测个体的训练行为和运动表现（Hagger & Chatzisarantis, 2007）。可见，基本心理需要满足对个体行为后果的预测作用是跨行业跨领域的，具有一定的普适性。

值得注意的是，一些跨文化心理学者质疑自主性需要对具有东方文化背景的人群的重要性。如，Markus 等（1996）认为，个体的主要心理需求是文化的产物，自主性需要反映的是个人主义文化下的特点，而东亚文化（中国、日本）强调社会和谐和关联，因此并不重视自主性或独立性等典型的西方概念。然而，随着基本心理需要理论被越来越多地应用于中国人人群中，并在体育锻炼、组织管理、学校教育等各个领域中被广泛验证（刘靖东，钟伯光，姒刚彦，2013）。这种质疑的声音才慢慢消失。

自我决定理论提出一个基本假设，认为人类的行为是由自主、能力和关系三种最基本的心理需要所驱动的（Deci & Ryan, 1985；2000）。这一基本假设也适用于对家庭照料经验的理解。家庭照料的两种后果——照料压力和护理质量，最后都可追溯到照料者基本心理需要的满足与否。

Feeney 和 Collins（2001）指出，一个有效的照料者是温暖的、敏感的和合作的，并能积极帮助伙伴解决问题。他们认为，要成为一个好的照料者必须具有以下三个条件：一、拥有相关的知识和技能。例如，个体必须能对被照料者提出的各种需要做出快速反应，并具有提供恰当支持的知识。二、拥有足够的情感资源和物质资源。例如，如果个体处于工作或家庭责任感以及时间受限的压力之中，他（她）将自顾不暇，从而失去提供照料的情感能量和必要的认知资源，照料行为就会受到影响。三、必须拥有照料动机。由于照料者这一角色通常承担很多责任，并拥有大量的认知、情感及其它资源，因此他们必须有动机去认同那种责任（往往需要做出一些牺牲），并为此花费必要的时间和做出必要的努力。但是，照料动机可能是慢慢形成的，有着关系特殊性或情境特殊性。在这一观点的基础上，研究者设计了实证研究，结果显示，照料者的支持知识（能力）、亲社会取向（自主）以及与患者的相互依赖关系（关系）对有效照料有显著的预测作用。这一结果隐含了能力、自主和关系三种基本心理需要满足对有效照料的意义。

Anderson 等（1995）在有关脑卒中患者照料者的研究中发现，照料者支持脑卒中患者的意愿和能力对患者的情绪反应、康复的成效以及患者是否能保持在院外治疗有显著影响。Askham（1998）总结了 1997 年在澳大利亚阿德莱德召开的世界老年学大会上的一组有关家庭照料者的专题文章。他注意到，在部分老年人和照料者中存在着被动无意义的观点，即如果照料者不是主动选择而是被迫接受他的角色，那么对被照料者是没有帮助的。因此，他希望有一个更为广义的有关支持的定义，以便更全面地反映一种自主选择的模式。"选择"正在作为一个核心概念在照料领域中出现。例如，Askham（1998）确定的支持性家庭照料者的主要原因就有"是否成为一个照料者"，"是否一直作为一个照料者"，其中就含有选择的意思。同样，英国政府在照料者国家策略（National Strategy for Carer）中将支持性家庭照料者表述为"选择成为照料者的支持性的人们"（Department of Health，1999）。Banks（1999）也认为"选择"是家庭护理的关键成分。自由选择成为一名照料者实质上是个体自主需要的反映。

照料者的角色过渡是一个关键阶段，个体在对是否成为照料者有一个知情选择的同时，还需要具备必要的技能以便胜任照料任务。换句话说，尽管照料的意愿是基本的，但考虑照料者现有的能力和潜能也是重要的。焦建余等（2005）在综述中指出，在 10 项主要照料者需求中，医疗照顾相关信息这一类就占 7 项，在出院后 2 周到 1 个月需求满足情况相当，不会随时间的推移发生显著改变。为了使照料者能够获得他们需要的技能，很多研究者强调早期评估照料能力的重要性（Braithwaite，1991；Howe & Schofield，1996）。Braithwaite（1991）发现，照料者对照料任务越胜任，他在接下来感受到的压力就越少，那些突然承担照料者角色并感到没有准备好的人体验到更大的负担。因此，照料者在能力上的准备是重要的。Brodaty 等（1995）认为在照料早期对照料者进行常规的训练是有用的。Stewart 等（1994）提出一种更集中的方法，包括四个方面：照料的身体操作方面、照料的情绪处理方面、学习如何处理压力、使用服务的谈判。但是，很多研究表明，照料者实际上很少接受初期的指导（Braithwaite，1991；Howe& Schofield，1997），他们所掌握的技能知识大多是通过"尝试 - 错误"的过程习得的。以上提到的照料者角色知情选择和知识技能上的困难在脑卒中患者照料者身上表现突出。Brereton（1998）在一篇综述中认为，在这些问题上可以把脑卒中患者的家庭照料经验当成"范例"，它比较典型地反映了家庭照料者在其角色准备过程中的诸多困难。

Brereton 和 Nolan（2000）的研究显示，为了照料者能够进行自由选择，并为角色做好准备，社会支持是特别重要的。社会支持还有一个关键作用就是帮助家庭照料者维持一定的积极的人际关系。来自亲友的情感支持和慰藉可以增强照料者的积极体验；向家庭之外有着相似经历的人寻求帮助，可以降低照料者的社会隔离感，并能提供一个相互鼓励、交流信息和学习有效的压力应对策略的平台（Chen et al，2004；Anne-Marie，2003）。有研究认为，支持性的团体最大的作用是提供友谊，然后是提供情绪支持，最后才是教育或信息方面的功能（Dorsey et al，1998）。但对家庭照料者影响最大的关系还是是护患关系。照料者和患者之间良好的关系质量被认为是一种有效的压力应对资源，可以起到缓和照料者消极体验，增加其积极体验的作用（Lawrence et al，1998；王玉龙，申继亮，2012）。黄丽钗（2007）的研究显示，患者的配合程度对家庭护理质量有显著影响。Feeney 和 Collins（1998）在研究中发现，回避型的照料者（低舒适、高焦虑的关系）有更少的责任感，更少的亲近行为和更少的温馨与友好，而安全性的照料者（高舒适、低焦虑的亲密关系）对配偶的照料更有利（Feeney，1996）。这种有关社会人格的研究结论从侧面反映了关系特点的重要性。

可见，一个合格的照料者角色是以自主选择为前提的，以掌握相关知识和技能为基本要求，并在照料过程中始终受社会支持的影响，即照料者自主、能力和关系这三种基本心理需要的满足构成了一个合格照料者的基本要素。但在现实中，出于多种原因，知情选择是相当困难的。Braithwaite（1991）注意到，特别是在危机情境中，对照料的选择通常是被动的，要么觉得非我莫属，要么觉得别无选择。在那种情况下，家庭成员的照料意愿经常是想当然的。结果，大多数照料者完全不了解照料对他们意味着什么，以一种"完全无知"的状态承担着他们的角色（Taraborrelli，1993）。同样，对照料者能力的结构性训练也是缺乏的，很多研究表明，照料者很少接受最初级的指导（Braithwaite，1991；Howe& Schofield，1997）。根据 Henwood（1999）的研究，专业人士很少帮助照料者去理解：成为一个照料者意味着什么？可以得到什么帮助？这种疾病/状况会带来什么？此外，照料者的关系需要也会在照料过程中受到冲击。一项脑卒中患者配偶照料者的追踪研究显示（Visser-Meily，2008），在患者脑卒中一年后，照料者的人际关系在下降，照料者和患者的关系也出现恶化；三年后，照料者从社会网络中得到的社会支持明显减少。

家庭照料使照料者承受着巨大的压力，并导致各种身心健康问题。这是压力－应对模式成为家庭照料研究基本模式的根本原因。这一模式把家庭照料看作是一个压力过程，其中充满了负担和压力，因而需要透过包括社会支持在内的调节者来缓解照料者的负担和压力。这诚然是一个有价值的研究角度，但不应作为理解家庭照料现象的唯一角度，把家庭照料完全等同于压力或负担，并不能反映家庭照料经验的真实面貌，因为即使从这一角度出发，家庭照料于照料者也并不只是负担和压力（Kramer，1997）。而根据自我决定理论的基本假设即人的行为由基本心理需要所驱动，把家庭照料经验看成一个满足基本心理需要的过程则更符合人的本性。

三、家庭照料自我决定论的理论价值

在自我决定理论的框架下，家庭照料不再是一个压力应对的过程，而是一个基本心理需要满足的过程。根据家庭照料的自我决定理论，基本心理需要的满足不仅是家庭照料者承担、维持家庭照料任务以及保障照料质量的内在动力，也是其促进自身发展和维护自身心理健康的"生长素"，因此能够较好地整合家庭照料的两种视角，并更合理地说明家庭照料的动机问题。相较之下，已有的两种关于家庭照料的代表性理论——社会交换理论和孝道理论，对于家庭照料动机的解释就显得比较局限了。本节通过将家庭照料的自我决定理论与社会交换理论、孝道理论进行比较，以凸显其理论价值。

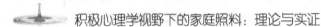

（一）家庭照料的社会交换理论

社会交换理论（the Social Exchange Theory）是二战后在西方社会学界逐渐兴盛流行的一种社会学理论。这一理论最主要的思想来源是古典功利主义、古典政治经济学、人类学和行为主义心理学（戴丹，2005）。是西方社会用于解释人际互动的重要理论之一。

社会交换的行动系统包括两个基本要素：一是行动者，二是行动者所控制的资本或交换物。两个行动者之间的交换是最简单的行动系统，而现实中社会交换的行动系统更多地发生在三人或三人以上行动者之间的复杂关系和网络关系中。对于社会交换的理解一直存在两条线索：一是个体主义，它源于古典经济学中"理性经济人"（rational economic man）假说和功利主义思想，认为社会交换是一种"理性人"的趋乐避苦、趋利避害的过程。在此基础上，霍曼斯吸收了心理学的行为主义和经济学的功能主义观点，提出社会交换是一种选择、计算得失的过程，交换的目的是为了获得最高的报酬，并试图通过一般命题系统演绎出经验规则。他的关于人类的社会行为的一般命题包括成功命题、刺激命题、价值命题、剥夺－满足命题、攻击－赞同命题和理性命题。成功命题是其理论最基本的公理，认为人们的行为都是追求报酬，逃避惩罚。刺激命题指出行为受到经验和情景的制约。价值命题指出人在进行行动选择时是有价值判断的。剥夺－满足命题指出心理学的情景强化原则或经济学的边际效用规律，对价值的时效性有所限制。攻击－赞同命题指出了前四个命题成立的两种条件，即引起攻击行为的条件和引起赞同行为的条件。理性命题指出了贯穿前三个命题的功利主义因素，在指出行动价值的基础上指出行动的可能性问题。霍曼斯认为，使用六个命题可以对人类行为、社会制度和社会结构进行解释。另一条线索是结构主义，马塞尔.莫斯最先认识到交换活动引起并强化社会性的规范结构，从而调节社会生活。列维、斯特劳斯将将交换区分为限制性交换和普遍性交换。前者涉及到两人关系，遵循对等原则，只是社会结构的一部分；后者是三个及更大团体间进行的交换，需要社会成员之间的相互信任（戴丹，2005；郭瑞珍，2006）。

　　社会交换理论认为，人们交换的东西不只是物质（如食物、金钱等）还有非物质的交换，从而获得的报酬也不只是物质带来的外在报酬，还包括荣誉、社会地位、爱等内在报酬。布劳由此把社会交换分为三种形式：内在报酬的社会交换，外在报酬的社会交换，混合报酬的社会交换。社会交换理论强调这些社会交换行为依赖于交往双方收益和付出的比例。所有的交换行为都有一种期待，即交换是互惠的，这就是布劳所谓的互惠规范（reciprocity principle）和公平规范（justice principle）。霍曼斯则提出"公平分配"原则，认为人们在交换时都会计算成本和报酬的比率，都希望得到报酬和付出成本成正比，长久的"赔本"交换是无法持久的。在交换过程中，如果人们发现是公平的，就会得到满足，如果发现自己吃亏了，就会感到沮丧。总之，社会交换理论把人的所有行为都看成是理性的行为，并且是在互惠的原则下得到实施和维持。

　　社会交换理论被广泛应用于西方文化中各种人际互动，也被用于解释家庭照料行为（Walker，Pratt，1995）。但对于家庭照料，社会交换理论存在一些显而易见的局限，如，Hong 和 liu（2000）提出两点具体批评意见，一是当把社会交换理论用于家庭照料时，研究者们偏重照料者付出的成本，而忽略其报酬；二是社会交换理论没有区分社会关系的情感性和工具性方面，忽视了家庭照顾作为初级群体的共同体（communal）本质，并提出"互惠意识"对社会交换理论加以修正。所谓互惠意识是指人们觉得自己有义务帮助那些曾经帮助过自己的人。具体到家庭照料就是，父母早年为子女的成长和发展所作出的牺牲，使子女感到有义务在父母年老时为他们提供照料，或者配偶以前对自己很好，现在就应该照料他（她）。由于源于西方的社会交换理论过于强调交换中的理性成分，我国学者熊跃根（1998）重新界定了社会交换，将其理解为一种基于社会道德、情感支持或公义维护的家庭重新流动或分配，认为家庭照料的照料接受者和提供者遵循互惠原则。所谓互惠就是家庭内部成年子女与老年父母两代人之间在金钱、物质、时间、感情等有价值的资源方面的双向支持和交换。家庭对老人的"照料"是子女将父母的养育之恩，以经济、劳务或精神上安慰的形式回报给他们，体现了养老防儿的均衡互惠和代际递进的原则。总之，社会交换理论下的家庭照料在本质上是一种以互惠为原则的人际互动，强调人们在交换过程中的利益计算。

（二）家庭照料的孝道理论

社会交换理论是西方个人主义文化下的产物，带有很强的理性色彩，很难用于解释集体主义文化下带有很强人情色彩的中国家庭照料现象。一般来说，我们很难接受将子女照料父母或者将妻子照料丈夫当成一宗需要遵循等价交换原则的买卖。在中国的家庭中，更愿意用孝道伦理和"报"的概念来解释人际交互现象。"为什么子女在极为困的情况下还要长期照料生病的父母？子女照料父母的一个根本原因就是报答父母的养育之恩，就是践行孝道。"（郇建立，2013）

对于孝道，杨国枢（2012）认为，"在传统的农业社会中，在强烈的家族主义的影响下，为了维护家庭的和谐、团结及延续，晚辈必须要对长辈依顺服从，必须要传宗接代，必须要侍奉父母，必须要随侍父母而不远游。在社会化的过程中，要使子女养成这些观念、意愿及行为，便必须提倡一套兼含这些要素的意识形态，这便是孝或孝道。"中国传统文化在某种意义上，可称为孝的文化；中国传统社会，更是奠基于孝之上的社会。梁漱溟（1981）认为中国人的孝道是中国文化的"根荄所在"，中国文化就是"孝的文化"。正因为此，很多学者提出孝道伦理更能解释中国老人的家庭照料（Cho，2000；Hong & Liu，2000；姚远，2000；郇建立，2013）。

在中国孝文化中，传宗接代是首要任务，所谓"不孝有三，无后为大"；第二个职责和义务便是赡养父母，"孝，善事父母者"（《说文解字》）；此外，还有齐家、治国也是孝道文化中的重要内容。随着时代的变迁和发展，中国孝道文化的内涵也在发生变化。孝道中的生育继嗣思想日趋弱化，治国齐家的作用发生本质性改变，唯有供养内容由于老龄化的现实而被大力发扬。在近现代，由于物质生活相对贫困，社会福利保障体系尚未形成，中国社会的老年人，尤其是农村老年人，主要还是依靠子女实行家庭养老，家庭养老是社会养老的主要形式。传统孝道所强调的子女对老人的"养"，首先要求子女在物质上赡养老人，同时要求精神供养，因而现代的孝文化，所要强调的、所要突出的，就是它的精神性内容和亲情性特征（王涤，周少雄，2003）。

血缘基础是构成中国人思想模式和文化心理结构的重要因素（李泽厚，2008），也是孝文化得以形成的自然根基。姚远（2000）由此提出血亲价值论用于解释中国家庭的养老机制。血亲价值论是以血亲关系为基础并以实现血亲利益为其人生价值和调节代际关系准则的行为规范和心理定式。具体观点包括三个方面：1、血亲关系是血亲价值论的基础。姚远认为，与地缘关系和社会关系相比，血缘关系具有天然性、终生性和自我性，也是以家庭为基本单位的中国社会认同感最强的一种关系。2、人生价值。血亲价值论将维护血亲关系、履行血亲责任和实现血亲利益作为人生目标，弱化了代际关系中的经济原则和经济价值，同时也弱化了个人利益和自我发展的动力。3、心理定式。血亲价值就是围绕着血亲关系所形成的一种价值观念系列，构建了一定的心理定式、精神约束和行为方式。姚远认为，在家庭照料中，保证家庭代际互动关系的驱动系统就是这种血亲价值观，在这种价值观的作用下，子代将赡养亲代视为自己人生的最高目标，或者围绕着赡养父母设计自己的前途。那么这种以血亲为基础的价值观到底是什么？姚远引用了《劝孝篇》中的"生前死后孝尽到，为人一生大事完"，说的仍是孝道。

然而，自然生物层面的血缘联系还只是孝道价值的一个层面，另一个层面家庭生活中逐渐形成的报恩意识。在儒家文化圈，人们普遍认为，个体由父母所生所养，生命由父母所赐，父母于己有莫大的恩情。这种观念通过父辈的言传身教、社会的教化和舆论宣传，逐渐内化为子代的伦理价值，并通过在生活中的亲子互动，使子代逐渐形成强烈的报恩意识（谢楠，2011）。在中国文化下，"报恩是一种与名利道德攸关的行为，从社会规范而言，几乎已经成为一种强迫式的行为，来而不往，非礼也。"（杨国枢，2012）因此，"报"的概念对于东方文化中的家庭养老有着非常特殊的意义。刘兆明（1993）在讨论中国人的"报"的观念时，认为西方的"社会交换论"、"互惠"、"负债感"等概念和它都有相通之处，但同时指出它们至少在性质、方向、社会性、回报时间、回报的量及动机来源等又有所不同。家庭照料中的回报更多地受伦理观念指引，与"尽孝"联系在一起（陈树强，2003）。提供照料的子女嘴上也说老人以前对他们或他们的子女有恩，因而现在不能不报答老人，但他们对老人的过去并不斤斤计较。从这个意义上说，他们所说的"回报"更接近于"尽孝"。但需要强调的是，"尽孝"并不仅仅是为了遵从社会道德规范，里面更多是在家庭生活中慢慢形成的那种人与人之间的脉脉温情。这就和西方文化下把利益计算的理性作为唯一重要特点的社会交换理论有着明显的区别了。

（三）家庭照料自我决定论的理论优势

社会交换理论和孝道理论是两种用于解释家庭照料动因的代表性理论。社会交换理论强调理性在家庭照料中的作用，认为互惠原则是家庭照料得以可能的内在机制；孝道理论强调血缘关系和家庭伦理在家庭照料中的作用，认为孝道价值才是家庭照料得以可能的内在机制。两种理论都具有某种程度的合理性，但也有明显的不足之处，具体表现为四个方面：（1）对于家庭照料的解释有明显的文化局限性；（2）由于缺乏深度，只能给出文化一般性的描述性解释，未能考虑个体的差异性；（3）提出的观点只能作为一种理论存在，很难做量化分析；（4）难以对家庭照料现实问题的解决方案提供有效的实践指导。相比之下，基于自我决定理论的家庭照料动力观点具有更好的普适性、深刻性、科学性和实用性，因而具有更大的优越性。

·1、普适性

如前所述，社会交换理论是西方个人主义文化下的产物，对于西方社会的种种社会交互行为有着独特的优势；而产生于东方集体主义文化下的孝道理论，则主要用于解释东方文化下的家庭代际关系。这里反映了两种理论的文化适应性，也凸显出了两种理论的文化局限性。如果说用社会交换理论来解释在西方社会中，成年子女照顾老年父母日常生活的经验还差强人意的话，那么用来解释中国社会成年子女照顾老年父母日常生活的经验，则显得过于简单（陈树强，2003）。同样，孝道伦理作为一种社会价值系统对个体行为的激励作用带有一定的强迫性，所以没有子女一定要照顾父母的道德规范的西方社会，就很难用孝道来解释他们的照料行为，而在中国社会，如果拒绝承担对父母的赡养义务或者提供家庭照料，几乎一定会受到道德上的谴责。

事实上，撇开文化局限性不谈，社会交换论对于解释家庭照料的局限仍然是很明显的。按照王跃生（2008）的观点，家庭代际之间的交换关系并不存在于抚育和赡养这两种相隔较长时日的行为上，而是在子女长大、具有行为能力之后，特别是子女结婚，代际之间才会发生交换关系。例如，尚未年老的婆婆帮助儿媳照看孩子、料理家务，儿媳可以从事更多婆婆难以承担的工作，进而为公婆提供其他形式的帮助。但是，在西方社会，尤其当父母都能自理时，成年子女往往与父母是完全分开的，很少有父母住在子女家里为他们带孩子，或者提供其他服务，子女也谈不上要赡养父母，而当父母生活无法自理，需要照料时，他们又无力为子女提供所需要的，因此社会交换无从说起。换句话说，社会交换理论很难解释西方社会成年子女的家庭照料行为。考虑到内在报酬的观点，社会交换理论对配偶的家庭照料行为反倒能够作出较好的解释。与之相反，孝道理论虽能较好地说明中国家庭成年子女对年老父母的照料行为，却无法解释配偶照料行为，而实际上在家庭照料中，在配偶有能力的情况下，提供照料的更多是配偶（Cicirelli，1993；杜鹃，徐薇，钱晨光，2014）。

家庭照料的自我决定理论以人类的基本心理需要为照料动力来源，能够有效地突破文化差异造成的局限。由于这些基本心理需要具有内在性、普遍性和中心性，因而也具有跨性别、跨文化和跨时间性。如果说社会交换理论和孝道理论是基于某种特定的文化提出来的，那么自我决定理论就是基于人类的共性提出来的，所以它所解释的人类行为不区分东方人和西方人，也不区分男人和女人，而是所有人的行为。在这个意义上，自我决定理论对于家庭照料的解释更具普适性。

2、深刻性

社会交换理论认为人际互动是一种选择、计算得失的过程，其目的是为了获得最高报酬。这一观点的源头可以追溯到18世纪末和19世纪初边沁和密尔的功利主义，而功利主义的兴起与西方资本主义商业社会的兴盛是密切相关的。换句话说，功利主义反映了工商社会中人们价值观念的共性，即都把个人的成功和获取最大利润作为行为的基本目标。这种价值观念反映在社会交往领域就是社会交换理论，把人际互动看成一种社会交换，实际上是对这一文化下人际互动现象的描述性解释。孝道理论对家庭照料的解释同样是描述性的。这一理论将孝道作为家庭关系中的一种伦理价值，对个体行为有很强的规范作用。在以孝文化为传统的中国社会，成年子女对父母的照料或多或少受孝道观念的影响。然而，在急剧转型的中国社会，随着传统文化价值的逐渐瓦解，孝道伦理对于个体行为的规范作用正在减弱，很多成年子女拒绝履行家庭照料义务，以致很多年老体病的父母只好走上自杀的绝路（张璐，2013）。两种理论都只停留在对家庭照料行为进行文化现象学的解释，未能更深入地探究这种行为的本质，势必带来两个问题：一是随着文化价值的变迁，理论的解释力也必将减弱，从而慢慢地变得不合时宜；二是只能描述文化共性，无法解释个体差异。以孝道理论为例，我们可以问这样的问题：为什么在同样的处境下，有些人是"孝"的，有些是"不孝"的？这种差异性意味着什么？显然，这样的问题用孝道理论是无法解释的，还必须做更深层次的挖掘。

家庭照料的自我决定理论透过文化现象直抵人性的本质，不再只是对家庭照料行为做现象学的描述性解释，因而能够更深刻地理解这一行为的本质。人在本质上是由一些基本需要来驱动的，因此，人的一切行为动力都可以追溯到需要。自我决定理论提出的基本心理需要是跨文化的跨时间的，反映的是人类的共性，是人之为人的基本依据，因而不会因为文化的变迁时间的推移而发生变化，同时，又由于它是深层的，所以又是私人的，个性化的。我们无法在孝道理论的基础上回答"'孝'对不同的人意味着什么"，却可以在自我决定理论的基础上探讨"对于不同的人而言，'孝'

满足了什么"。

3、科学性

科学性不是由结果来决定的，"正确对于科学既不充分也非必要"，"我们判断一种学说是不是科学，不是依据它的结论，而是依据它所用的方法、它所遵循的程序。"（江晓原，2006）那么科学的方法主要是什么？根据逻辑实证主义哲学的观点，科学方法就是逻辑的推理方法和实证的验证方法。不管是社会交换理论，还是孝道理论，它们都是通过逻辑的方法推演而来。社会交换理论虽然深受行为主义心理学的影响，但它只是吸收了行为主义关于"行为结果对行为的强化"的观点，并没有继承行为主义对实验方法的迷恋，因而也很少使用实证方法对其理论的可靠性进行证实或证伪。孝道理论来源于中国文化中的儒家传统，是作为一种伦理价值系统存在的，更加缺乏科学方法的验证。

自我决定理论的一大特点就是热衷于采用实证研究的方法不断地从人类生活的各个领域中寻找支持材料。作为积极心理学的一员，自我决定理论也认为人有潜在的自我实现的量，并通过大量的实证研究、现场研究的方法对人的积极力量，如需要、内在动机、创造性、自我成长、心理健康、幸福感等各个问题进行了研究，其量化研究方法为研究人的积极方面提供了很好的途径（林桦，2008）。家庭照料的动力问题属于深层的心理问题，除了需要在理论上予以疏通以外，通过量化研究的方法加以证实和精确化是进一步研究的基础。

4、应用性

由于缺乏更深入的机制研究，社会交换理论和孝道理论在很大程度上只为我们理解人的行为提供了某种观念，方便我们对某种行为进行描述，而无法对其中的内在理路进行分析，这一状况的逻辑结果就是难以确立其应用性。家庭照料不是一个理论问题，而是一个亟待解决的现实问题，因而需要其理论具有很强的实践指导性，理论上的坐而论道远不能满足要求。

自我决定理论经过近 40 年的不断完善和发展，已经形成了一套相当完善的理论体系，对于人类行为的内在机制有着非常清晰的理路分析。根据自我决定理论，社会环境因素与个体的因果定向共同作用，通过满足个体自主、胜任与关系三大基本心理需要，促进内部动机，并促进外部动机的内化，结果促进个体的工作行为和心理健康（张剑等，2010）。这种对行为动机内在机制的探讨催生了大量应用领域的研究成果，这些领域包括学校教育、家庭教养、体育训练、心理治疗、组织管理、朋友关系等。很多成果被直接应用于相关领域。例如，在心理治疗领域，有研究显示，个体的治疗动机越自主，在治疗中受到的干扰越少，对治疗的紧张感也越少。他们能体验到更多的满意感，并且更能坚持、有更高的自尊、更高的生活满意度和更少的抑郁情绪。而受控制动机的患者的表现更消极。根据这一结果制定的心理治疗方案被用于戒烟行为，而且疗效显著（刘丽虹，张积家，2010）。自我决定理论的这种应用性对于家庭照料领域的深入研究和干预实践都有很重要的指导意义。

小结

与消极心理学相反，积极心理学强调对人类美德和积极品质的研究，认为人的积极力量才是保证生活幸福、心理健康的法宝。积极心理学对事物采取现实主义态度，相信任何事物都有坏的一面，但也有好的一面，提倡对消极事物进行更客观的理性分析，重视消极事物中的积极方面。这些观点对家庭照料的启发是在看到家庭照料作为一种压力事件的同时，也要看到其积极影响，并且要同等看待积极影响对照料者的作用与消极影响；

不要只关注家庭照料者所承受的负担，所表现出来的抑郁、焦虑等消极情绪，还要关注家庭照料者在其中表现出来的责任、投入和积极体验，并充分研究和挖掘这些方面的意义和机制；家庭照料是个体面临的生活困境，要注意从这个困境中找到意义和价值，使之成为实现成长的机遇。自我决定理论为家庭照料的积极心理学取向的具体研究提供了基本框架。自我决定理论把个体的基本心理需要满足作为激发行为内部动机和外部动机内化的核心条件，并提出一系列理论对人类行为和心理后果的作用机制进行梳理，不仅为理解家庭照料行为的动机提供了理论依据，而且为进一步的研究提供了指导框架。相对于家庭照料的社会交换理论和孝道理论，自我决定理论更有理论优势，它具有更好的普适性、更深刻，也具有更好的科学性和应用性。

第四章
积极心理学视野下家庭
照料的实证研究方案

　　积极心理学的自我决定理论有效地解决了家庭照料在压力应对框架下的两难处境，并且为我们理解家庭照料行为提出了更具普适性、深刻性、科学性和应用性的理论基础。然而，这些都只是理论上的，还需通过实证的方法予以验证。由于脑卒中患者的家庭照料经验比较典型地反映了家庭照料所具有的各种特点，常被当成家庭照料的"范例"来加以探讨（Brereton，1997），因此本研究对于家庭照料自我决定论的实证研究也拟以老年脑卒中患者的家庭照料者为研究对象。本章主要介绍实证研究设计，包括理论构想、脑卒中患者家庭照料的基本情况、对已有研究的述评、主要的研究内容以及研究框架。

一、理论构想

　　在自我决定理论的各个子理论中，认知评价理论从认知的角度说明外在的相关条件与内在动机之间的关系，它认为外部事件对内在动机的影响是通过个体对事件的认知评价实现的。

认知评价理论主要涉及到两种基本心理需要，即能力需要和自主需要。这一理论认为，在某一行为过程中，如果社会情境事件或外在行为方式（如反馈、交流和报酬等外在条件）能导致行为者产生能力感，则这些情境事件就能增强个体在这一行为过程中的内在动机，因此，快乐的挑战、让人愉快的反馈等都有助于增强人的内在动机。但进一步研究发现，并不是所有的胜任感都能增强行为者的内在动机，只有那些被认为是自己的自主决定而不是由于其他外力的帮助或胁迫所产生的胜任感才能增强行为者的内在动机。比如，一个家庭照料者高质量地完成了家庭护理的任务，如果他把这一任务的完成归结为自己的能力，则他在家庭护理中的动机就会进一步增强；但如果他把这一任务的完成归结为亲朋好友或家庭医生的帮助，其能力感就很难增强，甚至会有所降低。由此可见，认知评价的全过程可分为两个子过程：首先，个体在行为上必须被认知评价为胜任，只有被认知评价为胜任的行为，才能增强行为者的内在动机；其次，个体的行为应被评价为自主的而不是受控的。人们在体验到成就感的同时，必须同时体验到行为是自我决定的，只有在这种情况下才能真正地对内在动机有促进作用。因此，内在动机的改变会随着自我决定程度和自觉到的胜任感而改变，即高水平的自我决定和胜任感，将使内在动机增加，反之减少内在动机（Deci & Ryan，1985）。另外，关系也对个体的内在动机有着一定的影响作用。当个体处于具有安全感和归属感的环境里时，会表现出更多的内在动机行为。一项有关 12 到 20 个月婴儿好奇心的实验研究表明，如果婴儿对母亲形成安全依恋时，在内在动机支配下的探索行为会有所增加（Frodi et al，1985）。换句话说，外部环境通过作用于三种基本心理需要的满足增强或削弱个体的内部动机，并进而影响个体的行为效率。

　　从这里可以看出，三种基本心理需要的满足是整个理论的核心变量，相应的，涉及到的核心问题是：基本心理需要的满足是如何影响个体行为的？以及外界环境是怎样影响基本心理需要满足的？具体到家庭照料领域，需要解决的关键问题就是：基本心理需要的满足是如何和家庭护理质量相关的？以及家庭照料的经历是怎样削弱或者增强家庭照料者基本心理需要满足的？对于前一个问题，基本心理需要的满足主要是通过增强个体的内在动机作用于行为效果，但由于动机和行为之间并不是一种直接的关系，而有着各种调节和中介变量的影响，因而必须考虑到行为的具体性质。对于后一个问题则可以以家庭照料对照料者的影响为线索加以考察。

　　根据认知评价理论，照料评价成为理解家庭照料者基本心理需要满足状况的关键。双因素模型确立的照料任务的两种评价（照料满意感和负担感）虽未明确涉及照料动力问题，却为探讨照料动力的形成机制提供了方向。在有关照料满意感的研究中，家庭照料者往往会强调能力自豪感和力量感、生活意义感、人际关系的温暖感和愉快感、承担责任的价值感等等（Chen et al，2004；Kramer，1997）。这些有关日常照料的积极评价既是家庭照料者基本心理需要满足的反映，又会以不断积累、沉淀、暗示、强化的方式满足家庭照料者的基本心理需要，从而加强照料动力。另一种完全相反的消极评价负担感也通过多种方式表现出来，照料者会由于没有实现期望、对过往相互关系中的事件后悔、让其他人照顾老人、对老人表现出负面态度等而感到内疚；会由于看到老人慢慢衰弱和丧失能力而感到悲伤和失落；会由于把时间和能量全部投入照顾老人生活之中，不能参与娱乐和社会活动而感到身体和情感上的疏离；会由于有太多的事情要去做，但又不知如何下手，或者对老人的疾病和限制无能为力而感到精疲力竭和无助；会因为某种照料情景而对自己、老人、参与照料的其他人及没有提供照料的人感到愤怒；会因为老人某些不适当的行为而感到窘迫（Fradkin

& Heath，1992）。这些负担感则从另一个方向反映着家庭照料者基本心理需要所遭受到的冲击。那么，对于需要长期提供照料的家庭照料者来说，负担感长此以往会不会阻碍、削弱、降低其基本心理需要的满足？或者会不会至少减弱积极的照料评价对其基本心理学需要满足的正向引导作用？这些都是需要详细探讨的重要问题。

在家庭照料的对象中，脑卒中患者是比较具有代表性的被照料者，能够最集中地反映了家庭照料过程中所经历的各种情况。通常，脑卒中患者有很高的致残率，在存活的患者中，75% 左右不同程度低丧失劳动力，40% 重度致残，承受着半身不遂、手脚麻痹、语言障碍、痴呆等后遗症的痛苦（Bull，Maruyama，Luo，1995）。出于多种原因，绝大多数脑卒中患者的康复在家中进行，由家人主要负责患者的日常生活和康复护理，因此，患者康复的好坏直接取决于家庭照料者提供的护理质量。同时，脑卒中，病程持久，迁延难愈，康复期很长，往往给照料者带来很大的压力。基于此，我们认为可以将老年脑卒中患者的家庭照料者作为本研究的对象。

二、脑卒中患者的家庭照料

（一）脑卒中患者及其主要家庭照料者

脑卒中俗称脑中风，又称"脑血管意外"，凡因脑血管阻塞或破裂引起的脑血流循环障碍和脑组织功能或结构损害的疾病都可称为脑卒中。脑卒中大致可以分为两大类，即缺血性脑卒中和出血性脑卒中，这里一般指的是脑动脉系统的缺血或出血。

WHO 脑血管病协作研究组调查显示，57 个国家中有 40 个国家将脑血管疾病（主要是脑卒中）列在死因的前三位。在中国，无论在城市还是农村，以脑卒中为代表的脑血管疾病都是第二大死亡原因，仅次于肿瘤（中国卫生年鉴，2007）。我国脑卒中发病率正以每年9%，且死亡率数倍于欧美发达国家和地区，2012年，全国居民慢性病死亡率占总死亡人数的86%，其中脑血管病死亡占总死亡人数的22.45%（《中国居民营养与慢性病状况报告（2015）》）。我国1986至1990年大规模人群调查显示，脑卒中的发病率为（109.7–217）/10万，患病率为（719–745.6）/10万，死亡率为（116–141.8）/10万；脑卒中的发病率、患病率和死亡率随着年龄的增长而增加，45岁以后明显增加，65岁以上人群增加最为明显，75岁以上发病率是45–54岁组的5–8倍（王拥军，2003）。因此，随着我国社会老龄化越来越严重，脑卒中带来的危害也越来越大。在过去几十年内，随着临床和基础研究的进展，脑卒中的病死率有所下降，大约85%的患者继续存活，且存活人数呈逐年上升的趋势（Hann et al，1993；Bull，1995）。脑卒中患者经短期的抢救治疗后，由于经济、时间及医院床位等多方面原因，多以家庭为康复场所，因此，家庭照料成为脑卒中患者康复的重要条件。

脑卒中患者的主要照料者以60岁以上的老年为主，女性居多；患者的配偶所占人数最多，其次是儿子或女儿，再次是媳妇或女婿（Singh，Cameron，2005；杨红红，吕探云，徐禹静，2005）。家庭照料者对脑卒中患者的照料内容包括多个方面，如，生理方面含个人卫生及修饰、营养水分与皮肤的完整性、功能性问题的处理（语言康复训练、便秘的处理等），安全方面含医疗处理、家庭环境的打理，情感方面（情感支持、关怀等），尊严方面（个人形象及隐私等），以及更高层次的照料（肯定其价值、帮助其努力适应社会等）（黄丽钗，2007）。

（二）脑卒中患者家庭照料者负担及影响因素

脑卒中患者的家庭照料者往往承受着难以想象的负担，生活质量大受影响。一般而言，照料者负担表现在身体、精神、情感、社会和经济各个方面。研究发现，脑卒中患者照料者的身体负担主要是"睡眠受影响"和"感到疲劳"，心理负担主要是"感觉压力增大"和"处于紧张状态"，而社会负担则主要是"休闲活动减少"和"没有自己的时间"。其中，社会负担又是最大的（庞冬等，2005）。

　　与家庭照料的双因素模型所提出的相一致，影响脑卒中患者家庭照料者的影响因素也可以从压力源，家庭照料者的内部资源和外部资源来考察。压力源方面尤其值得重视是照料的持续时间和患者的功能独立性。研究显示，在脑卒中患者的照顾过程中，如果每天的照料时间没超过3小时，感受到的压力最低，如果每天照顾时间在4—16小时之间，影响照料者的生活、工作、社会交往，而且会导致精力缺乏，压力升高，而当每天照顾时间在17小时及以上时，就会影响照料者正常的睡眠时间（杨红红，吕探云，徐禹静，2005）。尽管生活节奏突然完全被打乱，但家庭照料者在患者出院之初并没有太多的负担感，而随着时间越来越久，照料者感受到的负担感也越来越高，并开始出现各种消极情绪（Adams，2003；Visser-Meily et al，2008）。另一个重要的压力源就是患者的功能独立性。很多研究都显示，患者的身体残疾越严重，生活自理能力越差，家庭照料者感受到的负担越大（Blake，Lincoln，Clarke，2003），而让脑卒中患者家庭照料者感受到最大压力的是患者的人格改变和认知功能方面的损伤（Dorsey，Vaca，1998）。

　　在家庭照料者的内部资源方面，照料者掌握的知识和护理技巧值得重视。由于脑卒中患者的康复要求很多脑卒中基本的专业知识和护理知识及技巧，绝大多数家庭照料者照料初期会因为缺乏相关的能力储备而产生压力，而通过培训增强照料者解决问题的专业技能则能减少照料者的负担（焦建余等，2005；Lutz et al，2011）。外部资源主要指的是社会支持。研究显示，脑卒中患者的家庭照料者获得的社会支持度越高，感受到的负担越小（杨红红，吕探云，徐禹静，2005；Sit et al，2004）。

（三）脑卒中患者的家庭护理质量及其影响因素

脑卒中患者的家庭护理质量是指家庭主要照料者所提供的照料活动满足脑卒中患者需求的程度，包括生理需求、安全需求、爱与归属需求、自尊需求及自我实现需求等方面（黄丽钗，姜小鹰，2007）。家庭护理的质量直接决定脑卒中患者的康复和生存质量（Young et al，2014）。

脑卒中患者的家庭护理质量的影响因素可以从脑卒中患者、家庭照料者和环境几个方面加以考察。首先是脑卒中患者的症状严重程度，有研究认为患者的症状严重程度与家庭护理质量是一种负相关（Lee，2002；Greeberger et al，2003）。但这种说法并为得到完全的证实。这可能涉及到另一个问题，即家庭患者的功能丧失程度与其配合意愿的关系问题。患者的配合意愿很多时候受其认知功能的损伤程度或者是人格改变有关，一个脑卒中的患者很可能因为认知功能严重受损，或者人格发生改变，而拒绝与家庭照料者配合，如不愿服药、不愿下床走动等，都会影响家庭护理质量。此外，年龄、受教育程度也都被一些研究证明与家庭护理质量有关。照料者因素主要关注的是对脑卒中专业知识和护理技巧的掌握（Rodgers et al，1999；Hafsteinsdottir et al，2011）。研究显示，照料者受到的专业指导越多，脑卒中患者的家庭护理质量越好（黄丽钗，姜小鹰，2007）。外界的环境因素主要研究了社会支持的作用。研究显示，如果家庭照料者有人协助且协助的人数越多，家庭护理的质量也越高（黄丽钗，姜小鹰，2007）。积极寻求社会支持的家庭照料者能提供更好的家庭护理质量（Liu & McDanieal，2015）。

总之，大多数研究者对于脑卒中家庭护理质量影响因素的探讨多流于表面，很少从家庭照料者的内在素质入手，也不太考虑家庭照料者的照料动力问题。事实上，对于像照料脑卒中患者这样一种需要付出异常努力和艰辛劳动的活动，没有强大的动力是不可想象的，同时，还不应该忽视人格在其中的作用，因为提供高质量的照料不止 需要强大的动力、高超的照料技能，还需要怀着一种美好的助人意愿和一颗爱心。W

三、对已有研究的述评

（一）家庭照料和家庭护理的概念及评估。

Walker 等（1995）通过综述相关研究，认为家庭照料就是一个或多个家庭成员为另一些家庭成员（如老人）提供的帮助和支持，包括工具性的日常生活活动（如洗衣、做饭、打扫屋子等）和超出常规范围的日常生活活动（如洗澡、步行等）。家庭护理则是指非专业性照料者（包括患者的家人和亲友）在患者的家中为患者提供生活照顾、居家护理及康复训练等护理活动（黄丽钗，2008）。前者侧重于对被照料者日常生活活动的支持，后者则更强调对患者康复的促进。两个概念在内涵上的这种区别固然有研究角度上的原因，但更重要的还在于接受照料或护理的对象的不同。家庭照料更多的是针对由于老化而造成机能衰退或功能障碍的正常老年人，或者由于心智未成熟缺乏自我照料能力的年幼者，或者由于某些特殊原因（如天灾人祸）而导致无法正常生活又无康复可能的残疾人。总之，家庭照料意味着接受照料的人不存在康复的问题。家庭护理则主要是针对因疾病或其他灾难而造成功能受损，能够而且尚在康复之中，却又无法呆在医疗机构完成康复的人群。"护理"一词本具有专业的性质，理应由专业人士（如护士、理疗师等）提供，因此当与非专业的家庭照料者联系在一起时，其内涵也就相应地发生了变化。这也就是家庭护理不仅强调居家护理和康复训练，而且强调生活照顾的缘故。这实际上已经显示出了两个概念的重叠和一致。

具体到老年脑卒中患者的家庭照料或护理，脑卒中作为一种具有极强康复弹性的脑血管疾病，会由于其康复过程的长期性，而使绝大多数患者不得不在家里完成康复；同时，又会由于疾病或老化造成的生活自理能力的受损，不得不接受日常生活照顾。这时的家庭照料者（或护理者）往往会把提供日常照料和帮助康复训练混同，如陪伴或搀扶患者行走既是对患者日常生活活动的支持（照料），又是一种康复训练（护理）。在这里，家庭照料和家庭护理是一致的，即对老年脑卒中患者的家庭照料者而言，家庭护理亦即家庭照料。那么，对家庭照料具体内涵的确定也就成了衡量家庭照料品质或家庭护理质量的基本前提。

很多研究者通常把家庭照料操作定义为提供的照料数量，而把提供的照料数量又定义为提供照料的时间（Lawton et al，1991；Lopez et al，2005），这显然是有失偏颇的。先从词义上做一分析，家庭照料的英文是"family caregiving"，意即在家庭里提供"care"。很多时候，"care"被翻译成"关怀"、"关心"、"关爱"。尽管由于领域的特殊性，这里将"care"译成"照料"，但"关怀"、"关心"、"关爱"也是照料的题中应有之义。关于这一点，一些强调人文精神关怀照护的学者做了更为具体的说明。例如，Waston（1990）将护理关怀行为分为表达性活动和操作性活动。表达性活动是指提供一种真诚、信任且具有希望、同情心及使人感到温暖的一种情绪上的支持性活动，如陪伴在患者的身旁，倾听他们的抱怨或感受，并且给予鼓励性的话语，以安抚他们的焦虑、恐惧、害怕的情绪，让患者感受到护理人员是真正想要帮助他们的人。操作性活动指的是提供实际的服务，满足患者基本生活、舒适的需求，减少患者的痛苦，熟练的技能，动作轻柔的护理，提高患者对疾病的认知及问题解决能力的活动。在这个意义上，脑卒中患者的家庭照料或家庭护理不应该局限在满足患者的某一种或某几种需求，而应该包括满足患者身心各层次的需求。相应地，在评估照料者的护理质量时，也不能简单地看其提供的照料数量或花费在照料上的时间，而应该将照料过程和照料结果相结合，考察照料者在照料过程中满足患者各种需求的程度。

（二）已有研究主要从社会心理学的角度关注照料动机，虽在某种程度上揭示了不同文化背景下的家庭照料在动机上的文化差异，但难以解释同一文化下不同家庭照料者在这一问题上的个体差异。

如前所述（第三章），社会交换理论和孝道理论是两种被用于解释家庭照料动机较多的理论。在崇尚个人主义的西方文化下，社会学家霍曼斯提出的社会交换理论成为家庭照料的重要理论之一。其基本假设是，人们所付出的行为要么是为了获得报酬（或奖赏），要么是为了逃避惩罚；并且，人们是按照尽量缩小代价而尽量提高收益的方式行动的。霍斯曼论证说，存在着一种制约社会交换的普遍规范，人们指望自己得到的报酬与付出的代价成比例，如果违反公平原则，且损害个人的既得利益，个人就会感到愤慨；如果总是得到利益而不付出代价，个人也会感到内疚和局促不安（时蓉华，1998）。在社会交换理论的基础上，针对家庭照料的特殊领域，一些研究者提出用"互惠意识"来解释老人家庭照料。所谓互惠意识是指人们会感到有义务帮助那些曾经使自己获得帮助的某人（Hong & Liu，2000）。Wicclair（2000）则更为具体地把这一概念描述成：父母早年为子女的成长和发展所作出的牺牲，会使子女感到有义务在父母年老时照顾已经年老的父母。这一理论在很大程度反映了个体提供家庭照料的动机（Harris & Long，1999；Sung，1996），但也有着明显的文化局限性，很难用来解释其他文化社会中的家庭照料经验。

有研究者（陈树强，2003）认为，中国历史上是一个以"孝"为本的国家，"孝道"才是理解中国老人家庭照料的关键。如同杨国枢（1989）指出的："在传统的农业社会中，在强烈的家族主义的影响下，为了维护家庭的和谐、团结及延续，晚辈必须要对长辈依顺，必须要传宗接代，必须要奉养父母，必须要随侍父母而不远游……这便是孝或孝道"。而这种孝道观念虽然历史悠久，其生命力却并未稍有减弱。因此，很多研究者用孝道伦理来解释包括中国社会在内的东亚社会的老人家庭照顾（Zhan，2004，2006；Hong & Liu，2000）。

无论是社会交换理论，还是孝道理论，都是从社会心理的角度对家庭照料的动机进行探讨。其基本假设是，家庭照料作为一种特殊形式的社会关系或社会互动，是在某种既定社会文化背景下发生的，因而也必然受到不同社会文化的影响，并带有相应的文化烙印。尽管上述两种理论对家庭照料动机的适用性并不完全限于某一种文化，例如，社会交换理论也能解释集体主义文化下家庭照料（尤其是配偶）的照料动机，而孝道理论也能够用来说明白人子女的家庭照料动机（Dellmann-Jenkins，2000；陈树强，2003），但总体上依然能够反映不同文化下的家庭照料在动机上的文化差异。不可否认，这种照料动机的社会心理学角度自有其价值，但对家庭照料品质或家庭护理质量的研究却并无太多的启示作用，因为作为一种社会心理学的研究，它更注重的是某种文化下某种现象的共性，难以体现出个体差异。家庭照料除了作为一种社会现象而存在，更是每个家庭中活生生的个体所从事的具体实践活动，因而无论从过程还是从结果上必然表现出某种差异性，家庭照料者的内在动力无疑是造成这种差异性的关键因素之一。需要是动机产生的基础，作为人积极性的重要源泉，它是激发人们进

行各种活动的内部动力（彭聃龄，2001）。因此，从个体深层需要的角度
考察家庭照料的动力，对于理解某一文化下家庭照料经验的个体差异是有
用的，也具有更大的现实意义。

（三）在脑卒中患者家庭护理质量的众多影响因素中，家庭
照料者的人格特征的角色及具体起作用的方式尚需进一步挖掘。

脑卒中是人类首要的致残疾病。接受家庭护理的脑卒中患者多处于脑
卒中恢复期，在这期间，患者的需求多种多样，如保持身体清洁卫生和正
常的排泄活动、防止坠床和摔倒，同时他们容易产生焦虑、孤独、悲观等
心理，因此需要随时注意患者的情绪变化，并及时给予支持，等等（黄丽
钗，2007）。而这些需求能否得到满足则几乎完全依赖于主要家庭照料者。
已有研究从多个方面考察了照料者与家庭护理质量的关系，并取得了一些
结果，例如，研究显示，男性照料者的整体家庭护理质量比女性照料者差
（林秀纯等，1999）；家庭照料者的受教育程度越高，家庭护理质量越高
（Hung et al，2002）；照料者健康状况越好，家庭护理质量越高（黄丽钗，
2007）；照料者的脑卒中疾病知识和护理技巧也是家庭护理质量的重要因
素（景以惠，2003），等等。令人遗憾的是，在这些影响因素中，对与照
料有关的人格特征因素的考察是阙如的。

事实上，家庭护理（家庭照料）作为一种复杂的活动，要求它的执行
者具有某些方面的特征。一项针对痴呆症患者的家庭照料质量研究显示，
宜人性、开放性、责任性和神经质与良好的照料质量（个性化的、尊重的、
补充性的）呈正相关，而外倾性则与糟糕的照料质量（惩罚性的、尊重性的、
退缩的）呈正相关（McClendon & Smyth，2013）。Reizer 和 Mikulincer（2007）
认为，不是每个人都具有一个有效照料者所具有的技能和动机，人们在照
料特征上有显著的个体差异。例如，在自己能够觉察他人需要并灵活满足

这些需要的确信程度上，人与人之间可能是有差异的。他们进一步指出，人们在照料方面的积极特征能够提高他们的照料表现和助人的专注程度，从而提高有效照料的可能性。Bowlby（1973）把个体所具有的照料心理结构和过程称为自我和他人的内部工作模型（internal working models），它由照料质量和被照料者相互作用而成，不仅包括助人行为的模式，而且包括一整套有关自己照料行为有效性或无效性的记忆、信念和期待。Reizer和Mikulincer（2007）在前人研究的基础上对这种照料相关的人格特征进行了总结和发展，指出个体在助人动机或原因、对照料的态度以及对他人遭遇的情绪、认知和行为的反应是有差异的，这些差异稳定地表现在照料者自我工作模型（working models of the self as caregiver），他人受助模型（working models of needy others as worthy of being helped）和助人的利他主义动机（altruistic motives for helping）上，即照料者在所谓的照料心理表征（mental representations of caregiving）上有其稳定结构。所有的这些心理表征都将影响有效照料的提供以及照料主要目标的完成——缓解他人痛苦和增进他人幸福。

家庭照料者这些稳定的心理结构不仅对于理解照料有效性有着特殊的意义，而且对于更深入地探讨某些变量与家庭护理质量间关系有着重要的价值。例如，已有研究（林秀纯等，1999）显示，女性照料者的家庭护理质量要好于男性。研究者将其解释为"男性照料者负荷较大，而回馈较小"显然并没有找到问题的关键，因此缺乏说服力。但如果从男性和女性所固有的人格特征来理解这一差异，情况会有所不同。Reizer和Mikulincer（2007）在研究中发现，与男性相比，女性的照料工作模型更积极，女性对他人的需要更敏感，提供照料时更细心，对自己的照料角色也更认同。其实，正是这些差异导致了照料效果上的差异。因此，在家庭护理质量的研究中，家庭照料者的这一人格特征是不应该忽视的，而应做进一步的深度挖掘。

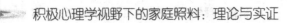

（四）出于不同的研究目的，脑卒中患者家庭照料者的角色被定位为压力应对者或家庭护理者，需要对两者角色进行整合。

由于脑卒中患者家庭照料的研究仍是在"压力－应对"的理论框架下完成的，所以同样存在着两种视角的两难处境：一种研究视角以照料者的利益为出发点和归属点，强调照料压力对照料者健康的影响，在此基础上，照料者角色被定位为一个被动的压力应对者；另一种研究视角以脑卒中患者的利益为出发点和归属点，强调家庭护理品质对脑卒中患者康复的影响，在此基础上，照料者角色被定位为一个主动的家庭护理者。

一方面，有关照料压力的研究是家庭照料研究的热点和主要取向。根据研究关注点的不同，大致可以分为两个阶段，20世纪80年代末期之前为第一个阶段，所依据的理论框架主要是"压力－评价－应对"模式，认为个体的家庭照料过程在某种程度上就是一个应对压力的过程，而Lazarus和Folkman的压力过程模型是这一研究范式的代表理论（苏薇等，2007）。这一时期的研究主要关注照料的消极后果。到80年代末期，研究者们逐渐认识到要全面了解照料的作用，就必须考虑到照料的积极作用。Lawton在90年代初提出的双因素模型进一步完善了照料的研究理论，家庭照料的研究进入第二阶段。压力过程模型和双因素模型尽管在具体的内容上有所差异，但对照料者角色的定位却是一致的，即把照料者看成一个被动的压力应对者。其中隐含的一个基本假设就是，照料任务是作为一个压力事件而存在的，照料者付出的所有努力都是以缓解压力和维持自身健康为出发点和最终归属的。对于脑卒中患者的康复而言，这一定位显然背离了家庭护理的基本内涵。

另一方面，照料者被当作一个无酬的家庭护理工作者。多数研究者对主要照料者的界定依据两个特点，一是照料的时间最长，二是没有酬劳。

Hileman 和 Lackey（1990）从责任和酬劳的角度将照料者定义为"具有照料责任，且在照顾过程中没有酬劳的人"；邱启润（1988）和 Adams（2003）从照料时间的角度将主要照料者定义为"患者出院在家疗养时，花费最多时间照顾患者的家人"；有研究者甚至给照料时间予以具体的规定，从而定义主要照料者为"每星期照顾 5 天以上，每天照顾时间至少 8 小时承担大部分照顾工作的家人"（刘春年，李孟智，胡月娟，1998）。很多研究者将主要照料者笼统地定义为"免费且花费最多时间照料患者的人"（Bugge et al，1999；Reimer op et al，1998）。对照料者的工作评估也完全以患者的需求满足为中心，例如，美国的护理专家 Schumacher（1998）主张从过程和结果两方面来评价家庭护理质量，过程指标包括关心尊重患者，评估照顾问题，制定解决问题的策略，作出判断以及维持一个健康的环境等；结果指标则是指患者需求的满足程度，包括生理、心理、环境、医药需求等满足情况。这里强调的是照料者的护理职责，带有强烈的职业化色彩。然而，家庭照料者毕竟不同于医疗机构的职业护理人员，他们承担这一角色不是因为工资报酬，而是由于伦理关系，他们忠于这一角色不是因为职业道德，而是出于情感需要。他们既没有职业护理人员的专业知识和护理技能（尽管对于脑卒中的护理来说这是必要的），又不从属于任何一个专门机构。所以，简单地把一个家庭照料者等同于一个训练有素、准备充分的专业护理者也是不恰当的。

虽然上述对照料者角色的两种定位各有侧重，但综合起来却说明了一个基本事实：作为一个脑卒中患者的家庭照料者，照料者必须既是一个家庭护理者，又是一个压力应对者，即护理者和压力应对者是照料者这一角色的两个方面，忽视任何一个方面都不能很好地理解这一角色。因此，在积极心理学的视野下将两种角色加以整合就显得尤为必要了。

四、研究问题、框架和流程

（一）研究的主要问题

本研究将结合已有有关脑卒中患者家庭照料者的研究，探讨家庭照料者在照料老年脑卒中患者过程中基本心理需要的满足特点、家庭照料者基本心理需要满足与家庭护理质量的关系以及影响家庭照料者基本心理需要满足的因素及其机制。具体而言，拟解决以下几个问题：

1、老年脑卒中患者家庭照料者基本心理需要满足的现状如何？

一方面，自我决定理论认为，人们存在三种最基本的心理需要——自主、关系和能力的需要，即所有人都希望在行为中感到自由和不受限制，希望通过自身的行动减少同重要人物的距离，甚至和这些人物发生联系，并且在这些行为中体会到力量和能力（Deci et al, 1985）。人们基本心理需要的满足状况能够较好地预测个体的行为动机和心理健康（Deci et al, 2000）。另一方面，有关脑卒中患者照料者的调查研究显示，一个合格的照料者角色以自主选择为前提，以掌握相关知识和技能为基本要求，在照料过程中始终受社会支持的影响，即照料者自主、能力和关系这三种基本心理需要的满足是其成为一个合格照料者的基本要素。同时，照料任务对照料者的挑战也集中表现在这三个方面（Visser-Meily et al, 2008; Gosman-Hedstrom et al, 2008）。由此可见，基本心理需要的满足既是照料者的家庭护理行为得以维持和家庭护理质量得以保证的基础性因素，也是照料者在照料过程应对压力的直接结果。但是，由于主流心理学家（认知心理学）很少关心人的先天心理需要（Deci, 1992），因此基于认知理论的脑卒中患者照料者的研究也极少关注心理需要。尽管在脑卒中患者照料者的干预实践中，很多研究者都认识到了满足照料者心理需要的重要性

（Visser-Meily et al，2008），但尚未搜索到有关照料者基本心理需要满足
状况的系统研究。

本研究将通过调查法和访谈法从人口学变量以及照料相关变量对老年
脑卒中患者家庭照料者的基本心理需要满足的特点进行考察和分析，回答
诸如"老年脑卒中患者家庭照料者的基本心理需要有哪些典型表现？""不
同性别、年龄、文化程度等的家庭照料者在三种基本需要的满足程度上是
否有差异？有何差异？""子女照料者和配偶照料者的基本心理需要满足
状况差异如何？""照料时间长度不同的家庭照料者在基本心理需要的满
足是一样的吗？"等问题。

**2、家庭照料者的基本心理需要满足与老年脑卒中患者家庭护理质量
之间的关系如何？**

根据自我决定理论，个体内在动机的产生是以基本心理需要的满足为
前提的。Ryan 等（2006）的研究发现，无论在集体主义文化还是在个体
主义文化中，员工的三种基本心理需要的满足对激发工作动机，提高工作
绩效具有同等重要的作用。同时，一系列的研究表明：基本心理需要的满
足程度和人们的心理健康呈正相关（林桦，2008）。本研究假设，这一结
论同样适用于老年脑卒中患者照料者，即家庭照料者在照料过程中的基本
心理需要的满足能较好地预测照料动机和心理健康。而工作动机与工作绩
效高度相关，即可假设照料者的照料动机能预测家庭护理质量。此外，照
料者的健康会影响照料的质量，并进而影响患者的康复。例如，照料者的
抑郁和疼痛会影响其对患者疼痛状况的评估。有抑郁症状的照料者会低估
患者的疼痛，而有疼痛或既有疼痛又有抑郁的照料者则会高估患者的疼痛
（Hung et al，2007）。很显然，无论是高估还是低估患者的病痛状况都无
益于患者的恢复，对一些有言语障碍的脑卒中患者尤其如此。再如，有研
究显示，家庭照料者的抑郁可能加剧脑卒中患者的抑郁，并使患者的康复

处于不利的状况（Jessup et al, 2015）。基于上述理论和实证研究的结果可推测出，家庭照料者的基本心理需要满足状况与老年脑卒中患者的家庭护理质量有显著的关系。

然而，仅仅了解照料的内在动力与家庭护理质量是否有关是不够的，更重要的是要弄清楚这种内在动力起作用的方式，以及它在影响家庭护理的过程中主要受何种因素的制约。也就是说，家庭照料者基本心理需要的满足对患者家庭护理质量的影响可能存在某些中介变量和调节变量。因此，回答"这些变量是什么"以及"它们在家庭照料者基本心理需要满足与老年脑卒中患者的家庭护理质量之间具体扮演何种角色"等问题是本研究任务的第二个重要方面。

3、在家庭护理的过程中，影响照料者内在动力的因素有哪些？以及这些因素的影响方式如何？

根据自我决定理论，个体行为的内在动力取决于三种最基本的内在心理需要的满足，只有当影响个体动机的外在社会情境能提供个体自主、能力和关系需要的满足时，才能更有效地激发个体的内在动机和增进个体的心理健康。问题是，家庭照料者基本心理需要的满足受哪些因素的影响？只有弄清楚了这一问题，才能采取有效措施促进家庭照料者的照料动机和心理健康。

大多数家庭照料者把照料患者看成是他们的日常常规工作、负担和义务，这一观念与依恋感和个体的道德信念共同导致了他们去承担照料任务（Subgranon & Lund, 2000）。在有关家庭照料者的研究中，研究者们发现，照料者认为照料增加了他们对自己能力的自豪感，改善了他们的自尊，使他们与患者之间的关系更亲密，感受到更多的意义感、温暖感和愉快感。而且，家庭照料带来的这种积极评价具有普遍性（Kramer, 1997；Chen et al, 2004）。但是，家庭照料带给照料者的影响具有两面性，除了对家庭照料者有积极影响外，也把照料者置于一种沉重的压力之下。有关照料压力的研究发现，照料者报告得最多的是负担感、压力和紧张感（Dorsey et al, 1998；Hunt, 2003），以及由这些状况导致的情绪问题，如抑郁。可见，家庭照料既能满足照料者的某些基本心理需要，又挑战着这些基本心理需要的满足。因此，有理由相信，照料者从事家庭照料的内在动力同时受照料的这两种后果的影响。这在已有的针对家庭照料的压力应对研究中已经比较清楚地显示了这一点。如，Lawton（1991）在双因素模型中指出，照料需求（压力源）和个体所拥有的应对资源之间的作用会引起照料者两种不同的主观评价——积极评价和消极评价，而这两种评价又分别与心理健康的两个不同维度（积极情绪和消极情绪）有关。尽管这一模型并不是针对家庭照料者的照料动力提出来的，但它对探讨照料者内在动力的影响因素及其机制的启发是显而易见的。

综上所述，本研究将引入 Lawton 的双因素模型形成一个照料者基本心理需要满足的双因素模型（图 4-1），以解决照料者家庭护理的动力来源及其影响因素问题。研究将从压力源和压力资源两个大的方面探讨老年脑卒中患者基本心理需要的影响因素，以及这两个方面如何通过照料者的评价（积极评价和消极评价）影响基本心理需要的满足状况。

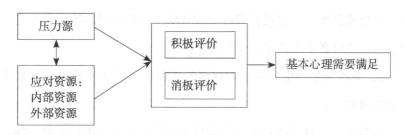

图 4-1 老年脑卒中患者家庭照料者基本心理需要满足的双因素模型

（二）研究框架

基于试图解决的三个主要问题，即家庭照料者基本心理需要满足的特点，家庭照料者基本心理需要满足与家庭护理质量的关系，以及影响家庭照料者基本心理需要满足的心理机制，本研究的总体框架如图4-2所示。

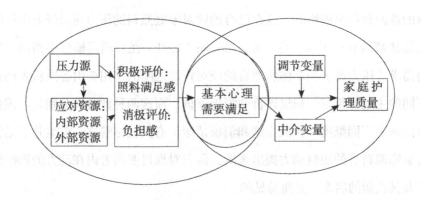

图4-2 总体研究框架

根据研究要解决的三个关键问题，本研究的研究目标具体如下：

1、调查老年脑卒中患者家庭照料者基本心理需要满足的特点

编制老年脑卒中患者家庭照料者基本心理需要的调查问卷，并从人口学变量及照料相关变量如家庭照料者的性别、家庭照料者与患者之间的关系（配偶或其他）、受教育程度、就业状况、照料时间等调查老年脑卒中患者家庭照料者基本心理需要的满足特点。

2、考察老年脑卒中患者家庭照料者的基本心理需要满足与家庭护理质量之间的关系

考察家庭照料者的基本心理需要满足状况与家庭护理质量之间是否显著相关，家庭照料者的基本心理需要满足对家庭护理质量的作用方式以及二者的关系受何种因素的调节。

3、探讨老年脑卒中患者家庭照料者基本心理需要满足的影响因素及其机制

从压力源和家庭照料者的应对资源两个方面探讨老年脑卒中患者基本心理需要满足的影响因素，并根据双因素模型探讨这些因素影响家庭照料者基本心理需要满足的心理机制。

（三）研究流程

本研究拟从定性和定量两个角度对脑卒中患者家庭照料者的基本心理需要进行研究，共包括四个研究：研究一采用定性研究的方法考察老年脑卒中患者家庭照料者基本心理需要满足的具体表现、影响因素以及与家庭护理的可能关系；研究二采用心理测量学的方法编制家庭照料者基本心理需要的测量工具，并对脑卒中患者家庭照料者基本心理需要满足的特点进行分析；研究三通过定量分析探讨家庭照料者基本心理需要满足与脑卒中患者家庭护理质量的数量关系，及机制问题；研究四采用定量分析探讨脑卒中患者家庭照料者基本心理需要满足的影响因素及机制问题（如图 4-3 所示）。

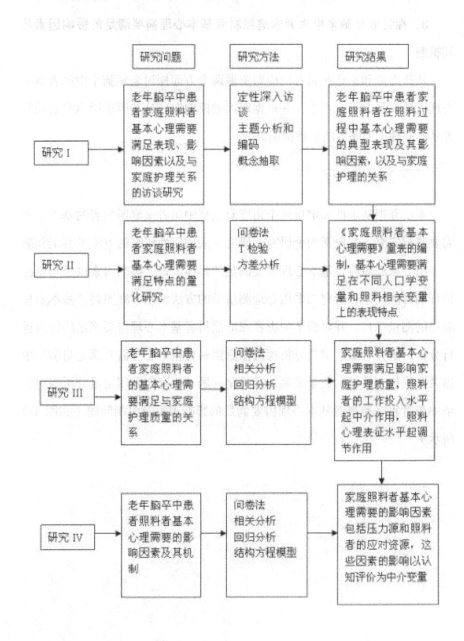

图 4-3 总体研究设计和流程

第五章
家庭照料与基本心理
需要满足的质性研究

一、研究目的

由于家庭经济状况、医院床位紧张等多方面的原因，老年脑卒中患者在短期的抢救治疗后，多在家中完成康复阶段的治疗与护理。因此，家庭护理质量的高低直接影响着脑卒中患者的康复进展及生存质量。而高质量的家庭照料要求家庭照料者有高的照料动机和良好的心理健康。根据自我决定理论的有关研究发现，个体基本心理需要（自主、能力和关系）的满足能够较好地预测个体的工作动机和心理幸福感，即维持家庭照料者的照料动机和心理健康的深层原因是家庭照料者基本心理需要的满足状况。但已有研究，尤其是有关脑卒中患者家庭照料者心理干预的相关研究（如，Visser-Meily et al，2005）尽管意识到了满足家庭照料者需要的重要性，也尝试着从家庭照料者具体需求的角度对这一问题进行探讨，却并没有把这种需求看成家庭照料者的一种内部动力，从而未能对之进行全面、深入地考察和分析。鉴于此，这一部分的研究将以自我决定理论中的基本心理需要理论为理论基础，结合老年脑卒中患者家庭照料者的生存现状，采用半结构式访谈对其基本心理需要的有关方面进行质性研究，以期达到以下三个基本目的：

（1）了解家庭照料者基本心理需要满足的典型表现；

（2）初步考察家庭照料者基本心理需要满足与提供的家庭护理之间的关系；

（3）初步考察家庭照料者负担感、照料满意感与基本心理需要满足的关系。

二、研究方法

（一）访谈对象抽样

研究采取"非概率抽样"方式中的"目的性抽样"，即按照研究目的抽取能够为研究问题提供最大信息量的研究对象，考虑的是抽取的样本"是否可以比较完整、相对准确地回答研究者的研究问题"（陈向明，2000）。根据研究目的，本研究访谈的对象为老年脑卒中患者的主要家庭照料者，访谈对象的纳入标准如下：

老年脑卒中患者：（1）年龄大于或等于60岁；（2）1995年全国第4届脑卒中学术会议通过的脑血管病分类方案，经头颅CT或MRI确诊（杨梓，2005）；（3）以家庭为护理场所；（4）日常生活活动（如吃饭、穿衣、洗澡、上厕所等）和工具性的日常生活活动（如做饭、洗衣、料理家务、买东西等）方面至少有一项不能自理。

家庭照料者：（1）患者的家属，无偿承担患者的主要家庭护理（一天中照料患者时间最长），若同时有几个主要家庭照料者则由患者指定一名作为主要家庭照料者；（2）年龄大于或等于 18 岁；（3）照料时间不少于 7 天；（4）意识清楚，能与访谈者沟通无障碍。

考虑到配偶和非配偶可能存在家庭照料动力上的差异，在具体抽样过程中注意抽取这两类家庭照料者。出于实际情况的限制，最后完成访谈的被试来自北京市和湖南农村两地。在两地抽取样本的具体程序和方法上略有不同。对于北京市的访谈被试，研究者先通过老年服务热线联系社区服务中心的工作人员，在社区服务中心的工作人员根据研究者提供的标准确定好访谈对象之后，再由他们带领研究者进行入户访谈。而对于湖南农村的访谈被试，则由研究者自行进入人口较密集的院落，通过问询当地居民寻找符合标准的访谈对象。

在正式访谈中，当访谈完第 12 名家庭照料者时，研究者认为所收集的信息已经能够较充分地反映研究现象在各方面的变异情况了，因为访谈对象提供的信息很少再出现新鲜的内容。在访谈的 12 名家庭照料者中，男性 3 人，女性 9 人；配偶 7 人，非配偶 5 人；年龄最大的 80 岁，最小的 41 岁；照料时间最长的达 14 年，最短的为 5 个月；其中 8 人来自北京市，4 人来自湖南农村，如表 5-1。

表 5-1 访谈对象的基本信息

编号	性别	年龄	与患者关系	照料时间	来源
家庭照料者 1	女	60	配偶	4 年 6 个月	北京市
家庭照料者 2	女	75	配偶	10 年	北京市
家庭照料者 3	女	61	配偶	2 年 10 个月	北京市
家庭照料者 4	女	64	配偶	3 年	北京市

续表

编号	性别	年龄	与患者关系	照料时间	来源
家庭照料者 5	男	80	配偶	5 年	北京市
家庭照料者 6	女	79	配偶	14 年	北京市
家庭照料者 7	女	75	配偶	11 年	北京市
家庭照料者 8	男	50	儿子	1 年 8 个月	北京市
家庭照料者 9	男	60	儿子	2 年 10 个月	湖南农村
家庭照料者 10	女	44	儿媳	5 个月	湖南农村
家庭照料者 11	女	41	女儿	8 年 7 个月	湖南农村
家庭照料者 12	女	42	儿媳	8 年 9 个月	湖南农村

（二）访谈提纲

根据访谈目的，访谈提纲包括三个部分：访谈指导语、访谈问题和访谈结束（见附录 1）。

访谈指导语部分主要是向访谈介绍访谈者的身份、访谈目的以及访谈的大概内容，强调访谈的保密原则，消除访谈对象的疑虑。访谈问题包括四个方面：第一，家庭照料者的基本情况，如年龄、与患者之间的关系等；第二，在照料过程中，家庭照料者三种基本心理需要满足的具体表现；第三，家庭照料者为患者提供的照料内容；第四，家庭照料者对照料任务的积极认知和感受到的压力。访谈结束时向访谈对象再次强调保密原则，并表达感谢。

（三）访谈者的背景

研究者本人自本科以来一直从事有关心理学的学习和教学工作，至今已近 13 个年头。尤其在硕士阶段系统地接受了临床心理学方向的理论学习和咨询实践的训练，有着较牢固的理论基础和较丰富的咨询经验与访谈经历。博士期间开始关注并接触老年脑血管疾病患者及其家庭照料者，通过查阅资料和入户考察对这一人群有了一定的感性认识。协助研究者进行访谈的均是心理学专业的硕士生，在访谈之前接受了比较严格的指导和培训。

（四）访谈过程

1、设计半结构性访谈大纲

在进行深入访谈之前，研究者根据已有文献资料和研究目的草拟了一份半结构式访谈大纲，并在咨询老年心理学及健康医学相关领域专家的基础上进行了修改。

2、预防谈

2009 年 6 月份，在北京市团结湖社区选取 2 名老年脑卒中患者的家庭照料者进行了预防谈。在预防谈中，研究者发现原访谈大纲的一些内容不尽合理。例如，访谈对象经常会把患者的症状严重程度与家庭照料者提供的照料内容连在一起回答，因此，在访谈提问时不用太生硬地分开来问；他们还会把照料过程中实际遇到的困难与负担感相混淆，因此，有必要将两者分开来谈。研究者针对这些情况对大纲进行了必要的删减和增添，形成正式的访谈提纲（见附录 1）。

3、培训访谈助理

本研究是一个国家级课题的一部分，每一次数据的收集都是一个课题组的集体行动。其中有 2 名硕士研究生协助研究者收集这一部分数据，因此，在访谈之前，研究者对两位访谈者采用讲授和角色扮演的方式进行了培训。培训的内容主要有明确研究的目的、说明研究的内容、强调研究的伦理道德、确立访谈者的价值中立立场和倾听者角色、演示访谈的方法和追问技巧以及处理访谈过程中可能出现的问题。

4、正式访谈

访谈从 2009 年 5 月底开始到 7 月初结束，历时达 1 个月。在访谈之前，研究者首先征求访谈对象的同意，对访谈内容作录音记录。在访谈之初，访谈者注意与访谈对象建立接纳、信任的关系，消除受访者的紧张和顾虑。在访谈过程中，访谈者保持价值中立的立场，不对访谈对象的感受或观点进行评价，但注意通过共情维持访谈氛围的融洽。访谈者以访谈提纲作为一种提示，但不拘泥于提纲的顺序，而是根据实际情况和具体语境灵活提问和追问，以获得访谈对象的真实信息和细节材料。

所有访谈均是入户以一对一的面谈形式进行的，9 个访谈由研究者完成，3 个访谈由 2 位协助访谈者完成。

（五）访谈资料的整理

1、转录访谈录音

将录音笔中的访谈录音导出之后，对之进行编号，然后对录音材料全部逐字逐句地转录成文本资料。由于来自湖南农村的四个访谈录音涉及到方言问题，因此由同样来自该地区的研究者自己转录。其他 8 个访谈录音均是普通话，请北师大心理学院的本科生有偿转录。为了防止转录过程中可能出现的误听、误写，或漏听、漏写等现象，研究者根据 8 个普通话访谈录音对转录的文本资料进行了核实。核实的结果显示，文本资料和录音资料基本吻合，所以某种程度上可以认为文本资料是客观、真实的，从而为本研究的进一步分析提供了较为可靠的基础。

2、资料分析的总体过程和基本原则

研究者在对资料进行分析之前，先阅读文本资料，对研究现象形成一个整体印象。然后开始阅读每一份文本资料，以形成各个被访者的基本印象。在这之后，采用扎根理论的编码方法对文本资料进行编码，提炼出家庭照料者对家庭照料的认知、提供的照料内容和基本心理需要满足状况的典型表现，并通过典型案例对前两者与后者的关系进行关联性分析。

资料分析的基本原则有：

（1）理论驱动和资料驱动相结合的原则

本研究是以一个成熟的理论（自我决定理论）为基础的质性研究，研究在文献分析的过程中事先就已默认了自主、关系和能力在家庭照料动机中的基础性作用，因此，构建家庭照料者基本心理需要的内在结构不是本研究所关注的。本研究感兴趣的是，在为老年脑卒中患者提供家庭照料这样一个特定的情境中，家庭照料者的三种基本心理需要有哪些典型表现。换句话说，已有的成熟理论已经为本研究提供了最上位的概念，现在要做的是根据访谈材料找出这些上位概念下的典型内容。因此，不能把这里的资料分析简单地看成一个资料驱动的过程，它实际上是一个理论驱动和资料驱动相结合的过程。

（2）以类属分析为主，以情境分析为辅的原则

"类属分析"是指在资料中寻找反复出现的现象以及可以解释这些现象的重要概念的过程。类属分析的基础是比较，在通过比较设定类属以后，还需要对类属之间存在的关系进行识别（陈向明，2000）。本研究虽然根据一定的理论确定了最上位的"类属"，但仍然存在一个确立较上位"类属"的问题。访谈资料中的原始信息极其多样，访谈对象的具体情况五花八门，同样一个方面往往有无限多样的细节表现，如何把那些具有相同属性的资料归入同一类别，并且以一定的概念命名仍然是本研究中资料分析的主要工作。然而，类属分析也是存在一些问题的，例如，容易忽略资料之间的连续性以及它们所处的具体情境，无法反映动态事件的流动过程，因此，这就需要在类属分析形成的主题下面穿插一些故事片断和轮廓分析，使该

主题的内涵得到更丰满和形象的说明。这种将资料放置于研究现象所处的自然情境之中，并对之进行的描述性分析就是"情境分析"。

通过类属分析理清研究材料的意义层次和结构，通过情境分析补充必要的血肉，这是本研究访谈资料分析的另一个基本原则。

3、编码过程

研究采用了质性分析辅助工具 Nuivo7.0 对访谈材料进行了编码。

（1）开放编码

在阅读文本资料，对研究内容和各个访谈对象形成整体印象之后，开始针对每一份访谈材料进行开放编码。开放编码的过程实际上就是一个寻找重要陈述（significant statement）或意义单元（units of meanings）的过程，通过对访谈材料进行逐行逐句的微观分析，将与主题相关且具有单层含义的陈述句或段落识别、剥离出来，用一个能够代表其意义的概念加以命名，这个概念在 Nvivo 编码软件中就是编码器中的一个代码。例如，"作为妻子，我要全力以赴照顾我的丈夫"可以概念化"责任认同"，"我不需要别人照顾，就我自己照顾"可以概念化为"照料意愿"。或者将一些陈述句直接从原话中摘录下来，这叫"实境代码"。例如，"变成了这样，是父母，没办法。"可概念化为"没办法"。

（2）主轴编码

主轴编码的过程也是把重要陈述或意义单元进行归类，形成更抽象的概念或主题（theme）的过程。在进行开放编码之后，研究者得到了一份由一系列重要陈述或意义单元组成的名单。接下来，研究者根据其相似性，对这些重要陈述或意义单元进行比较，以便从中提炼出更上位的概念或主题，或者将其归入已经预设的类别之中。在 Nvivo 编码软件中，这些概念或主题称为结点（node）。例如，前文中提到的"责任认同"、"照料意愿"、"没办法"尽管是不同的概念，但却都是对同一个问题的回答，即"照料患者是否出于自主选择"，因此可以将其归到"自主性需要满足"这一类别。通过对类别和次级类别的从属关系进行反复分析，形成比较完整的编码索引（见附录2）。

（3）建立和完善编码手册

将所有编码结果罗列出来，仔细比较所有支持某一类编码类别的原始陈述，判断类别之间是否有交叉或重叠，重审类别含义的精确性，并界定或修改有问题的类别含义，最后形成完整的编码手册（见附录3）。

（4）形成核心类别

主轴编码所提炼出来的主题，反映的是家庭照料者照料经验中的不同部分或不同方面。在此基础上，研究者把分散的主题组合成为一套主题，形成类别或范畴（category）。在本研究中，根据研究目的，研究者从中选出了3个核心类别，即家庭照料者的基本心理需要、护理质量以及家庭照料评价。

三、研究结果

（一）家庭照料者基本心理需要满足的典型表现

在家照料老年脑卒中患者不是一项短期工作，而是一项不同于"危机照料"的"长期护理"。在本研究中，除1人的护理时间少于1年之外，其他访谈对象的照料时间都在1年6个月以上，时间最长的达14年之久。而且，在照料对象上，老年脑卒中患者也不同于一般的被家庭照料者，他们本身就已年老体弱，各种身体机能开始或已经退化，加之脑卒中疾病容易致残的特点，多数人行动不便，有些甚至还出现认知方面的缺陷，这使长期照料变得非常不容易。那么，是什么支撑着家庭照料者提供着长久的家庭照料呢？根据自我决定理论，人们行为背后的内在动力在于三种基本心理需要的满足程度，即自主需要、关系需要和能力需要。本研究以这一观点为基础，寻找家庭照料者的基本心理需要满足在家庭照料这一特定情境下的典型表现。

1、自主需要

自主需要是指个体在从事各种活动时，能根据自己的意愿进行选择（Ryan & Deci，2000）。在本研究中，自主需要实际上表现为家庭照料者把照料老年脑卒中患者当作一种自愿的，而非被迫的选择。而一种行为是否自愿，又是以个体对这一行为的认同程度为标志的。本研究正是从这一角度来分析家庭照料者自主需要是否得到满足或在多大程度上得到满足。通过对访谈资料的分析，家庭照料者的自主需要满足状况主要通过以下方式表现出来。

（1）直接表达照料意愿

家庭照料者自主需要的满足最直观地表现在其照料意愿上。这种表达最具感染力，在访谈过程中，访谈者能明显地感受到访谈对象对照料患者的自觉自愿，无怨无悔。

"我不需要别人（帮忙）照顾，就我自己照顾。""（别）说有这公费医疗，有这报销，（就是）没有这报销，我没钱也要给他抢。"（家庭照料者1）

"我凭良心，别人照顾我还不放心，别人照顾我还真不放心，说实际的真是。我真是全心全意为他服务。"（家庭照料者3）

"孩子们说，妈妈，你又怎么怎么了……我说谁也别管，谁也别来，（我来照顾）没事。"（家庭照料者7）

直接表达这种强烈的照顾愿望的一般是配偶，相比之下，非配偶（子女或其他）在照顾意愿上往往显得弱了许多。

"是这样的，不回来一个人，他又没有女儿，有女儿还可以让女儿来照顾她，又没有一个女儿。"（家庭照料者10）

"问：在当时那种情况下，你感觉自己是很主动地来照顾，还是被动地来照顾？答：那倒也不是逼的。""如果把这当作一项工作，说实在话，我是十分的不愿意。"（家庭照料者11）

"变成这样了，是父母，没办法。"（家庭照料者12）

（2）对承担照料责任的认同

在访谈中，无论是配偶还是非配偶，一般都会把自己置于一定的角色地位，并强调这种角色所应承担的责任。也就是说，访谈对象之所以愿意成为一名家庭照料者，是因为他们认同了自己相对患者而具有的角色责任和义务，尽管对承担这种角色责任和义务的程度上存有差异。配偶家庭照料者通常把家庭照料完全当成自己的责任和义务。

"作为妻子来讲，我要全力以赴（照顾）我的丈夫。"（家庭照料者1）

"老伴不好好照顾，那谁照顾他。对不对啊，就得这么想啊。"（家庭照料者2）

"一般家庭就是这么（样），夫妻之间的生活，嗯，多承担点也就是。"（家庭照料者5）

"（照顾他）就是我的责任嘛！"（家庭照料者7）

和配偶家庭照料者相比，多数非配偶家庭照料者虽然也强调责任，但由于有其他相同角色（如兄弟姐妹）的存在，不可避免地出现了责任扩散的现象。

"（照顾）难是难，但没有办法，是自己的娘，要不是因为兄弟之间合得来，我把她交给其他兄弟，三个月地轮着来，好多了。"（家庭照料者9）

"问：你有四兄妹，就你一个人照顾？答：对，就是我一个人。问：那你没想过让他们照顾？答：当时又没想到，如果想到，那也不会吃这么大的亏。""反正是我当初认为就是自己的娘，没什么好说的，而且又没有其他人来照顾，所以就任劳任怨地照顾。"（家庭照料者11）

"照顾一直是我。我们有三弟兄，老大不是这个娘亲生的，他自己家里儿女也多，也困难。他虽然也说愿意照顾，但我们不要他照顾，所以就是我们两兄弟的责任……这么长年累月的……也烦得很，而且终究是两弟兄的事情，我就说，半年半年地轮着照顾。"（家庭照料者12）

当然，配偶和非配偶家庭照料者在责任承担的认同程度上也并非完全这么泾渭分明。有的非配偶家庭照料者对照料责任和义务的认同上丝毫不逊于配偶家庭照料者。

"问：您这么照顾他，有没有什么让您为难的？答：没有，无怨无悔。这个是必须的，我就认为是应该的，完全是我的责任和义务。"（家庭照料者8）

家庭照料者8是患者的儿子，50岁，为了因脑卒中完全瘫痪在床的老父亲，毅然辞职在家，全职照料。他其实还有2个哥哥，1个姐姐和1个弟弟。

（3）对自身家庭照料者角色合理性的认同

从访谈材料提供的信息来看，有资格、有责任和有义务来照料患者的家人往往不止一个，而是多个，但家庭照料的任务偏偏最终落在访谈对象身上，这显然不能仅仅用对责任和义务的认同来理解。事实上，访谈对象在叙述他们的照料经历时，时常会具体描述最终承担起照料任务的情形，是当时的情形赋予他（她）成为家庭照料者这一角色的合理性。那么，是否认同或多大程度上认同这种合理性也反映了家庭照料者选择意愿的自主程度。

"孩子们都上班，你不能光依靠孩子。孩子还工作。你不能都为他，不上班了吧？"（家庭照料者7）

配偶家庭照料者的情况都差不多，他（她）们的基本观点是不能拖累儿女，自己不用工作，而且是夫妻，理应承担起完全的照料责任，除非出现某种比较极端的情况，如配偶双方都健康状况不佳，都需要人照料。非配偶家庭照料者在角色认同上显得差异比较大。

"问：那为什么是你照顾他呢？答：因为我跟他一起生活啊。问：所以你就比较主动地承担了照料他的责任？答：嗯。"（家庭照料者8）

"我跟老三（第三个兄弟）说，找（保姆）是找不出，只有我来照顾算了。你姐说接到她那里去，我觉得这个不合适，只有让我照顾算了。""只有我主动提出来（照顾），如果我要逼他们，他们也没办法，因为我们都是弟兄，我们之间的关系还是好。原来我这些弟兄对我也是可以的。弟兄还是合得来，不合得来，我这样做不合适。"（家庭照料者9）

"问：当初怎么就轮到你照顾你妈呢？答：我也没搞清楚。当时有个姨姨，我妈妈的一个亲妹妹，（我妈）刚生病的时候，（她把我妈）接到这儿，然后给我打电话，要我回来照顾我妈，她也有一家人，不可能长期照顾我妈。我接到电话时，厂里辞工都辞不到，我请假，请假20天回来的，就这样回来的。"（家庭照料者11）

"我们那个弟弟就到怀化（湖南省地名）做生意去了，如果都到家里，也没钱，所以就是我照顾。"（家庭照料者12）

2、关系需要

关系需要是指人们所具有的欲与他人交流、联系以及关爱他人的普遍化倾向，是一种归属需要（Ryan & Deci，2000）。在本研究中，关系需要指家庭照料者与患者之间的交流沟通和情感上的相互依恋。通过对访谈材料的分析，主要可以从有关护患关系的直接表述和双方的交流沟通状况来了解家庭照料者的关系需要满足状况。

（1）有关护患关系状况的直接表述

当谈及家庭照料者和患者之间的关系时，家庭照料者经常会对这种关系进行很直接的描述。通过这些描述可以发现，配偶家庭照料者的关系需要满足程度与非配偶家庭照料者并没有表现出完全一致的差异性来，每一类家庭照料者的个体差别都非常大。

"（患者）要是有个好歹我该怎么办？""（我和他）那根本是手足，不是手足，是爱心，是爱情。""我都要替他，他的病还不如我得了。"（家庭照料者1）

"问：那这10年来，您和他相处得怎么样？答：相处挺好……不像原来的老伴，（他现在）特好，脾气也好。"（家庭照料者2）

"我们俩，说实话，这么多年，没吵过架，没红过脸。""我的婚姻，

我老觉得这辈子不幸福。""我这辈子白活了，没人疼我……谁疼我啊，老伴儿疼他疼不了。"（家庭照料者3）

"好啊？嗨，他都磨我这么多年了，我还好什么！……反正谈不上什么喜欢（他）。"（家庭照料者4）

"（我们俩）感情不错……相互之间呢，都尊重。"（家庭照料者5）

"问：听你讲了这么久，好像你跟他相处得还好？答：哦，对。挺好的，俺俩。""（我们）那闺女说把他接走，他不愿意去，他（对闺女）说，你妈去，我就去。呵呵！"（家庭照料者7）

"没吵过架，没红过脸，60多年。""他的脾气比我好，不管什么他都笑嘻嘻的。"（家庭照料者8）

配偶家庭照料者表述的护患关系的亲密性有着明显的程度差异，非配偶家庭照料者也是如此。

"问：你和你公公关系还可以吗？答：和我公公？……就是那时他骂我，我就跑出去了……我跟他说，等你死了我就回来，你不死我就不回。"（家庭照料者10）

"问：你们母女俩的关系好吗？答：关系好，我们母女比谁都关系好，相当好……我外出打工的时候，每时每刻都会挂念我妈妈，经常打电话回来。""问：照顾这么久了，关系怎么样？答：我对我妈还是不厌倦……我还是要关心她。"（家庭照料者11）

（2）护患之间沟通交流的特点

在访谈中，研究者发现，家庭照料者与患者之间的关系状况往往反映在二者之间的沟通交流状况上。具体地说，是沟通交流的特点能够比较典型地反映护患之间的关系状况，这种关系状况进而满足家庭照料者的关系需要（归属需要）。通过对访谈材料的分析显示，这种护患之间沟通交流的特点首先表现在交流的数量上。

"俩人啊，在家里就不用人来聊天儿，就俩人互相之间就交流。"（家庭照料者 5）

"他明白的时候就很开心，跟他说说话聊聊天，说说过去的事，但是这种情况现在几乎没有了。"（家庭照料者 8）

"问：你平时有没有跟他说话？答：不和他说。"（家庭照料者 10）

家庭照料者与患者之间的关系更主要地反映在双方沟通交流的内容上，这些内容包括开玩笑、患者对家庭照料者的理解等等方面。

"我们俩配合得特别默契，我说今这球 2 0 就 2 0，他开心我也开心……在他熏陶下我也会看球了。"（家庭照料者 1）

"我跟她一起看书……有时候，我说，老头，给我念一段……念完了，就看看新闻呐，看看电视剧啊。""呵呵……老头还这样，要吃了饭吧……他帮我刷碗……他说，你别管了，我给你刷吧。他在那刷，我在那看着他……我为了要锻炼，我这三间房，我说，你擦这一间，我擦那两间。'好'，他先擦，好好，擦完了。他说没事，你坐那，给我擦。"（家庭照料者 7）

"反正就是开点玩笑……有时我要出去，她说没人陪她玩，我就给她放歌的碟片，开玩笑说，我给你找个戏子给你唱歌。她说，也不知道那些戏子吃早饭没有。我说，不要管他们是不是吃早饭了，哈哈。""有时会说，把你吃亏（辛苦）了，担一担土把我埋了算了。"（家庭照料者 9）

"不管哪个时候，我出出进进，这里有东西，她总是招呼我吃，（她

不能说）总是招招手。"（照料12）

3、能力需要

能力需要指人们有效应付环境的内在愿望，即人们在整个一生中都希望掌控他们生活的世界，并感受到行为的有效性（Ryan & Deci, 2000）。具体到家庭照料的情境中，家庭照料者的能力需要是否满足主要通过其在照料过程中遇到的困难和其照料的有效性表现出来。

（1）家庭护理中的困难

长期照料老年脑卒中患者是一项极为艰难的任务，通过分析访谈材料发现，家庭照料者在日常护理中遭遇到的困难多种多样，它们深刻地表达着人们有效地应付环境的内在愿望是否得以满足。

"我说他躺那床上，怎么办？我也没信心了。以前我也没多大劲，完啦，真是完啦。……接屎拉尿，翻不动他。"（家庭照料者7）

"就这脑子——那什么，就全完了，一下就跟变了个人似的。这东西不让动就非动，这东西不让吃就非吃。该吃不吃，能喝不能喝的，他不管你的。""他现在是自己下不了床了……因为我不可能24小时看着他啊，后半夜睡着了，'咣'有摔了。你给他弄上去躺着了，十分钟二十分钟半个小时，不一定又摔哪儿了。"（家庭照料者8）

"就是吵得很，你刚才听到她喊了吧，晚上也喊。他晚上经常说要上厕所了，你把她弄出来，她又不上了，你把她弄回来，刚刚回到床上准备睡觉的时候，她又要上厕所了。我年纪大了，只要她一喊，我就听见了，又只得醒过来。把她弄出来，她又不上厕所了，这个时候就烦得不行。一晚都没得睡，真的很烦。"（家庭照料者9）

"经济上，他（患者）一分钱没有，买马买得溜光。我们三弟兄就是这一栋楼……（如果不是要照顾他）那我今年不回来，我在那厂里也有1000多

块一个月。回来弄得没办法了，又把我老公喊回来。"（家庭照料者10）

"我妈离不开我，我也离不开我妈。这当然是种压力和负担，对吧。我自己完全没有自由的权利。……像有这种负担，你怎么能够快活地生活。……就是你到哪里去，还有这个娘在家，要我照顾，所以到外面去玩都没那种心情，不快乐。"（家庭照料者11）

"我一个人帮她洗澡还有点弄不了，她的脚都是僵硬的，蹲都蹲不了。有时把凳子放在洗澡盆上，给她抹澡。""有时，忙起来时，比如，早上我扶着她，她走得慢，我很着急，几乎是推着她走了。她双脚本来也不能动，我推着她走，只是保证她不摔倒。"（家庭照料者12）

当然，也有些家庭照料者比较自如地应对着他们面临的困境，较好地掌控着自己的生活。

"现在还不到就是说，动不了（的程度）……中午除了她上厕所以外，别的对我没有干扰……现在当然生活高一些了，生活没什么忧虑……衣食住行都没问题。"（家庭照料者5）

（2）主观感受到的照料有效性

虽然对于大部分访谈对象来说，家庭护理存在着这样或那样的困难，但家庭照料者们仍能从家庭照料当中体验到能力需要的满足，这种满足主要通过他们所感受到的照料有效性来实现的。大多数家庭照料者认为，正是由于自己的悉心照料，患者的情况才有所好转，或者至少没有恶化。他们还相信，如果没有自己的照料，患者不可能像现在这样好好地活着。

"我现在对他的身体在我的按摩之下很满意很满意了，别发展了（别

再恶化了）。"（家庭照料者 1）

"人都佩服我呀，干净利落。穿的，身上没味儿。"（家庭照料者 3）

"他病情好转，我特开心……一开始出院，会走啦。那院，俺们院，（见到都说）'老王会走啦！'"（家庭照料者 7）

"别人说，……你是她的女儿，女儿照顾娘尽心一些，还是要照顾得好一些，她都可以多活几年。"（家庭照料者 11）

（二）家庭照料者基本心理需要满足程度与家庭护理的关系

患者的需求是多方面的，包括生理的和心理的，家庭照料者的护理质量的高低相应地也应该以患者各方面的需求是否或多大程度上得到满足为标志，所以，护理质量不仅体现在家庭照料者提供的照料时间和照料内容的数量上，更重要地体现在照料内容的种类上。通过对访谈资料的分析显示，基本心理需要满足程度的不同家庭照料者在家庭照料过程中，提供的照料差异也是主要表现在其提供照料内容的种类上。

家庭照料者 1 是患者的配偶，照料患者的时间为 4 年 6 个月。在照料期间，她始终保持着强烈的照料愿望（"我不需要别人（帮忙）照顾，就我自己照顾"，"作为妻子来讲，我要全力以赴（照顾）我的丈夫"），她与患者也一直维持着较好的夫妻关系（如，（我和他）那根本是手足，不是手足，是爱心，是爱情），对患者有着非常强的依恋之情（"（患者）要是有个好歹我该怎么办"），虽然自己也有糖尿病，但对自己的照料结果相当满意（"我现在对他的身体在我的按摩之下很满意很满意了，别发展了（别再恶化了）"）。因此，可以认为，在家庭照料过程中，她的基本心理需要满足水平整体上是比较高的，这直接地决定了她在家庭照料过程中尽量满足患者多方面的需求。以下是家庭照料者 1 的照料内容：

长时间的陪护——"一天 24 小时就 1 个半小时没陪他"

日常生活的照顾——"擦澡"，"外头的（衣服）五天一换，里头的衣服2天一换"，"每天给他做饭"，"喝水给他倒上"

康复护理——"我天天给按摩"

情感支持——"陪他聊天"

给予尊重——"一般呢，就是说，我也树立他（作为）爸爸的尊严，树立（他）作为爸爸的威信"

家庭照料者7也是患者的配偶，照料患者的时间达11年之久，自主需要（"孩子们说，妈妈，你又怎么怎么了……我说谁也别管，谁也别来，（我来照顾）没事"）、关系需要（"（我们）那闺女说把他接走，他不愿意去，他（对闺女）说，你妈去，我就去。呵呵"）和能力需要（"他病情好转，我特开心……一开始出院，会走啦。那院，俺们院，（见到都说）'老王会走啦！'"）都显示出较高的满足水平，这与她提供的良好的家庭照料有一种明显的正向关系。以下是家庭照料者7的照料内容：

长时间的陪护——"他走到哪，我跟到哪。俺们院过去都说我是一个那个什么，嗯，说是个'跟屁虫'"

日常生活的照顾——"洗澡我给他洗"，"什么买（东西）啊，做（饭）啊，干嘛啦，都是我"，"早起后给他热奶喝了"

康复护理——"俺们院不是（有）老年活动站嘛？他在那健身，我就在那坐着"，"按摩，我就买个锤，买个……他说哪一个，我说敲。他一敲，我一敲，俺俩没事就敲手，敲腿"，"他这种病，买药，我得监督他吃药"

情感支持——"他一问'我怪不怪'，我说不怪，挺好"，"他念一段（书），俺俩听听……念完了，就看看新闻呐，看看电视剧啊"

给予尊重——"老头跟我说，咱们吃老年饭桌。我说天热了，他愿意来，（我就跟来）；下雨了，你愿意来，我就跟来。我随着他"，"他一有病，他（就）有点烦，烦烦的，他给我两脚，给我两脚没事"

与之相对，当家庭照料者在照料过程中表现出明显的不情愿、厌烦或感受到巨大的困难时，他们通常也就很难满足患者多方面的需求。这里以情况较为极端的家庭照料者10为例。

家庭照料者10是患者的儿媳妇，她是迫于形势从外面回来照料患者的（"老二俩口子都在外面打工，他们今年才出去，我们出去几年了。之前他们在家照顾……他们几年出去了，家里没人，我说我辞工回来吧。他（患者）有心脏病，又有高血压，要是死在家里，没人晓得，烂在家里都没人晓得"），与公公的关系本来就很不好（"那时他骂我，我就跑出去了……我跟他说，等你死了我就回来，你不死我就不回"），加之患者的病情进一步加剧了家里的经济困难，使家庭照料者不堪负重（"经济上，他（患者）一分钱没有，买马买得溜光。我们三弟兄就是这一栋楼……（如果不是要照顾他）那我今年不回来，我在那厂里也有1000多块一个月。回来弄得没办法了，又把我老公喊回来"）。这些情况促使家庭照料者10把照料患者当成一个纯粹的压力事件加以应付。

访谈者：吃饭呢？

访谈对象：吃饭有时要喂，有时我就放枕头上，他用一只手拿着吃。

访谈者：洗澡呢？

访谈对象：洗澡是我老公有时给他抹一下。

访谈者：穿衣服自己能穿吗？

访谈对象：不穿衣服，不肯穿衣服。

访谈者：衣服完全不穿？

访谈对象：对。

访谈者：那上厕所要你抱？

访谈对象：上厕所么，后来我老公回来了，开始那时，我能扶他。

……

访谈对象：我就在家里，我又不做什么，一天给他弄三餐饭。

访谈者：平时不用做什么？

访谈对象：就一天给他弄三餐饭，有时他要上厕所，我老公在附近，我就叫一下。

……

访谈对象：尿就撒在床上，我天天洗，洗得该死，洗多了，自己连饭都不想吃……我都不想给他洗，让我丈夫把那些东西弄出来，我就尽力用脚给他洗一下，臭得要死。

……

访谈对象：反正我只讲我自己，只顾他就不想吃饭。要说饿，我还是饿，但只要盛着饭，从他房子里走一圈出来，就吃不下去。（家庭照料者10）

上述三个案例的分析比较鲜明地突出了家庭照料者基本心理需要的满足程度与其提供的家庭护理质量之间存在的某种关系。诚然，这是基于比较典型的个案资料进行的一种粗略分析，其推广性尚难定论。但既然两者间的关系在个案中如此鲜明，就有理由相信，无论这样的关系是否具有普遍性，对它进行进一步的论证和更精细的探讨是有必要且有意义的。

（三）负担感、照料满意感与家庭照料者基本心理需要满足状况的关系

负担感和照料满意感是家庭照料者对家庭护理的两种主要评价（Lawton et al, 1991），属于认知范畴；心理需要则是个体活动的基本动力，是个体行为动力的重要源泉（彭聃龄，2001），属于更深层次的心理内容。研究者在分析访谈资料的过程中，发现家庭照料者报告的负担感和照料满意感与其基本心理需要的满足状况有着较复杂的关系。

家庭照料者5，男，80岁，是患者的配偶，照料时间为5年。患者

1998 年第一次脑血栓，当时还能自理，2004 年复发，复发后生活基本不能自理，需要家庭照料者 5 全天候地照料。当谈及照料负担时，家庭照料者 5 觉得自己负担很轻（"这个，作为我来讲，这个好像没什么负担"，"没负担"）。同时，他还保持了较高的照料满意感（"问：那，听起来感觉您还挺充实的？答：还可以还可以"，"我呢，现在还能动，还能活动，尽我最大努力为她服务，为她服务本身，实际上来讲，对我来讲也是一种锻炼"，"是不是这个，感到委屈啊，不存在"）。对比家庭照料者 5 的基本心理需要满足状况，可以看出它们之间的关系是相适应的。

"一般家庭就是这么（样），夫妻之间的生活，嗯，多承担点也就是。"（自主）

"（我们俩）感情不错……相互之间呢，都尊重。""俩人啊，在家里就不用人来聊天儿，就俩人互相之间就交流。"（关系）

"现在还不到就是说，动不了（的程度）……中午除了她上厕所以外，别的对我没有干扰……现在当然生活高一些了，生活没什么忧虑……衣食住行都没问题。"（能力）（家庭照料者 5）

然而，并不是所有的访谈对象都表现出这样明显的相适应的关系。例如，家庭照料者 2，女，75 岁，是患者的配偶。患者在 10 年前脑出血，4 年前病情变得越来越严重，基本卧床不起。随着年龄的增大和患者病情的加重，家庭照料者 2 深感体力不支，加之经济并不宽裕，也不能请保姆帮助照料，这使家庭照料者 2 感受到了极重的负担。当访谈者要求家庭照料者 2 给感受到的负担一个分值时，家庭照料者 2 给了 9 分（满分是 10 分，分数越高表示负担越重）。尽管如此，当问及"如果把照料患者当作一项工作，对这项工作的满意程度可以大多少分时"，家庭照料者 2 打了 10 分。

也就是说，家庭照料者 2 在巨大的照料负担之下，仍然认为照料患者是一件令人满意的事情。这说明负担感和照料满意感有着相对独立性，与一些研究（Zhan，2004；2006）的结果是一致的。那么，与家庭照料者 2 的这种对家庭护理的评价相对应的基本心理需要满足状况又是什么呢？通过对访谈材料的分析显示，家庭照料者 2 在访谈中更强调其在照料过程中的自主和关系需要的满足，而在能力方面则更多地强调困难。

"老伴不好好照顾，那谁照顾他。对不对啊，就得这么想啊。"（自主）

"相处挺好……不像原来的老伴，（他现在）特好，脾气也好。""有时候我们两个说笑话，看电视。"（关系）

"体力也跟不上了，这是一个，生活困难，不能雇个保姆……"（能力）（家庭照料者 2）

通过对照料 2 和照料 5 访谈资料的对比分析不难发现，家庭照料者的负担感和照料满意感能在某种程度上对其基本心理需要满足状况做出预测，但两个预测因素对三种基本心理需要的预测力并不是同等的。负担感似乎与能力需要的满足状况有着更为显著的关系，而照料满意感则与自主需要和关系需要的满足程度更相关。也就是说，家庭照料者对照料任务的两种评价并不是同等有效地影响其三种基本心理需要的满足状况。当然，这种现象学的佐证毕竟是粗略的、局限的，如想得出更精确更具有普适性的结论还需要进一步的量化实证研究。

四、讨 论

自我决定理论被广泛应用于包括管理、教育、医疗等在内的各个领域，并取得了丰硕成果，但在有关家庭照料的问题上尚未发现该理论的系统纳入。研究者在研究已有资料的基础上发现，家庭照料者的照料效果、自身健康与照料自主性、同患者的关系质量以及照料能力感三个方面密切相关（Quinn, Clare, & Woods, 2009; Feeney & Collins, 2001; Askham, 1998; Lawrence et al, 1998），因此深感有必要从个体基本心理需要的角度来理解家庭照料经验。由于领域特殊性，将其他领域的研究结果直接嫁接到家庭照料的问题上显然是不可取的，这就要求研究者先对某些基本问题做一质性研究，以为后续的量化研究提供必要的佐证。

（一）家庭照料者基本心理需要满足的典型表现

自主、关系和能力是人固有的三种基本心理需要，具有内在性、普遍性和中心性，是人类积极行动、最佳发展和心理健康所必需的"生长素"（Deci&Vansteenkiste, 2004），在这一意义上，家庭照料者的照料经验也必然会反映在这三种基本心理需要的满足状况上。

Ryan 和 Deci（2000）认为，自主需要就是个体从事各种活动时能根据自己的意愿进行选择，即自主的选择主要以自愿为特点，其反面是被迫。在访谈中，多数家庭照料者会直截了当地表达他们的照料意愿。从中能够明显地感觉到，配偶和非配偶（子女或其他）家庭照料者在自主需要满足上的差异，非配偶的照料意愿不如配偶照料者强。这一现象可以从这两种家庭照料者对照料责任和照料者角色的认同上的差异中找到佐证。一般而言，两种照料者都认为自己有责任照料患者，也比较认可自己的照料者角色，但配偶通常认为照料患者责无旁贷，而子女却可以稍打折扣。已有研究的结果也是如此，当配偶充当主要照料者时，成年子女往往扮演次要照料者角色，只有当患者丧偶或因特殊原因（如配偶患有慢性病缺乏照料能力）不适合提供照料时，成年子女，尤其是女儿才会承担起主要照料者的角色（郇建立，2013；Kinney，1996；Cantor，1992）。原因可能是多方面的：首先，在我国的传统文化下，夫妻关系本就带有某种相依为命、同甘共苦的性质。我们常用"夫妻好比同林鸟"、"相濡以沫"这样的说法来形容夫妻就是例证。所以，一个配偶就是一个"老伴"，一个应该而且可以依赖的人，一个能够长久伴随左右的人。相比之下，儿女与父母的关系更多地带有"回报"和"互惠"的性质，尽管其中有孝道伦理的维系作用，但仍不可避免地带有交换的性质。这就远没有夫妻之间的相依为命来得自然了。而其他的照料者（如儿媳或女婿）就更不用说了。其次，老年患者的配偶角色更单一，他（她）有理由把自己的主要角色定位于患者的照料者。而子女则必须承受"角色丛"（role set）带来的压力（熊跃跟，1998），他们在作为一个父母、配偶、职员的众多角色中，很难把照料患者当成唯一任务。这也是配偶照料者经常强调不能完全依靠子女的重要原因。再次，配偶只有一个，责任无法扩散，因此有些家庭照料者甚至完全没有要其他人来照料的想法。而子女（或适合照料者角色的其他人）往往是多个，不可避免地出现责任分散现象，从而使照料意愿大打折扣。

在老年脑卒中患者的家庭照料中，家庭照料者关系需要的满足主要通过直接表述护患之间关系的好坏以及双方的交流沟通状况来体现。在直接表述中，家庭照料者更多地是对护患关系做比较概括的描述，并经常强调患病前的状况。可见，患者患病前的护患关系状况为现在的关系质量定了基调，这充分表明了已有护患关系状况的基础性作用。在描述现有护患关系的时候，家庭照料者较多地强调他们的交流沟通情况，而默契、体谅和配合是关系质量良好的重要特征。可以说，在某种程度上，家庭照料者关系需要的满足是以已有的关系质量为基础，以现有的交流沟通为维持因素，它是一个护患双方长期经营的结果。在访谈过程中，研究者能够明显观察到，一个有着良好护患关系的家庭照料者在谈及当前的照料任务时表现得更轻松，也更快乐，这实际上是关系需要得到较好满足的体现。它与有些研究强调关系质量在家庭照料经验中的作用是一致的（Sánchez-Izquierdo，Prieto-Ursúa，Caperos，2015；Williamson & Shaffer，2001； Lawrence et al，1998）。

Ryan 和 Deci（2000）把能力需要理解为个体的一种掌控感和行为有效感。在此基础上，研究者将其进一步操作定义为家庭照料者在照料患者的过程中感受到的困难和照料的有效性。在访谈中，家庭照料者会列举各种各样的困难，有照料行为方面的，也有经济方面的，但最终都会反映在负担感上。然而，这种负担感是否是一种能力需要没有得到满足的表现呢？也就是说，负担感是能力需要表现本身还只是其一个影响因素甚至调节因素其实并不确定，因为根据访谈材料，家庭照料者感受到的困难与照料有效性并不是此消彼长的关系。例如，家庭照料者 11 尽管极力强调照料中的巨大压力，却也强烈地感受到其照料的有效性。因此，照料困难与能力需要满足到底处于何种关系尚需进一步确认。

（二）家庭照料者基本心理需要满足程度与家庭照料的关系

典型案例的对照和分析发现，家庭照料者基本心理需要满足与其提供的照料数量和质量有着明显的正向关系。这与已有研究或理论是完全一致的。Askham（1998）和 Bank（1999）强调家庭照料者角色自主选择的重要性，发现一个被迫的照料者角色对患者几乎是没有作用的。Lawrence 等（1998）认为护患之间良好的关系质量是一种有效的压力应对资源。Feeney（1996）发现，安全性的照料者（高舒适、低焦虑的亲密关系）对配偶的照料更有利。

家庭照料者的能力也是家庭照料的一个重要影响因素（焦建余等，2005；Howe & Schofield，1997）。这些研究尽管不是从基本心理需要的角度出发，但由此透露了影响家庭照料经验的那些重要因素：自主、关系和能力。

在家照料老年脑卒中患者是一项长期、复杂而艰巨的任务，它对主要家庭照料者的挑战必然是全方位的，自主、关系和能力这三种基本心理需要的满足程度恰恰对应着个体作为一个家庭照料者在认知、情感和意志方面的准备程度。根据访谈资料的分析，家庭照料者自主需要的满足程度归根到底是对其现在作为一个家庭照料者角色的合理性的认可程度，自主需要的满足解决的是"我应该承担这个照料任务吗"这一问题；家庭照料者关系需要的满足程度实际上是对其现在作为一个家庭照料者角色在情感上的认可程度，关系需要的满足解决的是"我喜欢承担这个照料任务吗"这一问题；家庭照料者能力需要的满足程度也就是对其现在作为一个家庭照料者在行动过程和效果上的认可程度，能力需要的满足程度解决的是"我能够承担这个照料任务吗"这一问题。一个有效的健康的家庭照料者理应是一个在各个方面都准备好了的家庭照料者，因此，或许正是这几个问题的是否解决决定了家庭照料者为患者提供的护理质量。

这些虽然都只是质性分析的结果，带有很大的感性色彩，尚不能作为定论加以推广，但为进一步的大样本的量化研究提供了明确的线索却是无可置疑的。

（三）负担感、照料满意感与家庭照料者基本心理需要满足的关系

有必要先对三个概念（负担感、照料满意感和基本心理需要）的范畴做一说明。根据 Lawton 等（1991）的双因素模型理论，负担感和照料满意感是家庭照料者对照料经验的两种评价，属于认知范畴，是较浅层次的心

理内容；根据自我决定理论（Ryan&Deci，1985），基本心理需要是具有内在性、普遍性和中心性的心理动力，是深层的心理内容。在理论上，这是两种不同的心理内容，但在实际操作过程中却难以将两者区分得很清楚，这是因为作为深层心理内容的基本心理需要是不可言传的，对它的评估只能通过外显的行为、体验到的情感以及认知评价（亦即某些典型表现）来完成，因此，基本心理需要满足的评估实际上是推论的结果。而在本研究中，这种推论主要依据家庭照料者对某些照料经验的认知评估。这里的难题就是，如何把照料评价（负担感和照料满意感）与针对基本心理需要的认知评价区分开来？研究者的做法是，寻找负担感和照料满意感的程度（不涉及内容）与基本心理需要满足的典型表现之间的关系。这至少可以从内容上避免两者关系的混淆和重叠，有利于形成较清晰的直观印象。

通过典型案例分析，三种心理变量之间存在着非常复杂的关系。首先是负担感和照料满意感之间。典型案例中，家庭照料者5感受到较轻的负担感和较高的照料满意感，两者似乎存在着一种负向关系。有些研究者的看法（Kramer，1997；Lopez et al.，2005）与其一致。家庭照料者2的情况却不是如此，她在感受到巨的大照料压力的同时，也表现出了很高的照料满意感。这一结果也得到了一些量化研究结果的支持（Zhan，2004；2006）。这一矛盾的结果再次说明了这两种心理变量的复杂性，它们似乎具有某种相关性，又似乎有某种相对独立性，很难给出一个明确的判断。其次是负担感与基本心理需要满足之间。研究者认为基本心理需要满足状况是家庭照料内在动力的来源，因此负担感与基本心理需要满足之间的关系也就是照料中感受到的压力对照料动力的影响。典型案例分析显示，二者之间似乎并无十分确定的联系。负担感更多地与照料中的困难相关，而照料困难是否是能力需要满足的表现尚待进一步验证。如果能够确定感受到的照料困难是能力需要的内涵，或许可以认为负担感与能力需要之间有着某种关联。负担感与自主需要的满足没有明确的直接关系，"对照料者来说，尽管提供照料要花费大量的成本，比如自身的健康下降、失去许多可自由支配的时间及造成经济上的紧张，但大多数人依然愿意并继续承担着他们的照料责任。"（苏薇，郑钢，2007）那么，负担感与关系需要的满足又是何关系呢？从典型案例分析中尚难获得明确结论。

根据分析结果，照料满意感与基本心理需要满足之间的正向关系是比较确定的。但这里仍然存在一个由操作上的困难造成的理论难题，即照料满意感是一种认知评价，而基本心理需要满足通过认知评价来判定，那么二者有无可能在操作定义上外延相同，如果外延相同，考察两者间的关系就毫无意义了。对于这一问题，研究者认为，二者在具体内容上会有某些重叠，但并不完全一样：照料满意感是家庭照料者在照料过程中所感受到的任何积极回报，而基本心理需要只涉及到与自主性、关系和能力有关的三个方面。同时，由于二者在内涵上有本质的不同，例如，很难把"我照料他是自愿的"与"照料他让我感到很有价值"划等号，二者更像是一种预测关系，用前者预测后者或相反，因此，探讨两者之间的关系不仅在逻辑上是合理的，在实际操作中也是可行的。

五、结论

（1）个体的基本心理需要在家庭照料的情境下有其特定的典型表现。具体而言，家庭照料者会通过直接表达照料意愿、对承担照料责任的认同以及对自身家庭照料者角色合理性的认同来表达其自主需要的满足状况；关系需要满足状况的典型表现有关于护患关系状况的直接表述和护患之间沟通交流的特点；能力需要满足状况的典型表现有陈述家庭照料中的困难和主观感受到的照料有效性。

（2）家庭照料者为患者提供的护理质量主要表现在提供照料照料时间的长短、照料内容的数量和种类上，基本心理需要的满足状况与家庭照料者提供的照料时间和数量，尤其与其提供的照料内容的种类有明显的正向关系。

（3）家庭照料者对家庭照料任务的积极评价（照料满意感）和消极评价（负担感）能较好地预测基本心理需要的满足状况，具体而言，照料满意感与自主需要和关系需要有更明确的相关，而负担感与能力需要有更明显的相关。

附录1：家庭照料者的访谈提纲

指导语：您好！我是北京师范大学心理学院的研究生，非常感谢您愿意接受我的访谈。在这次访谈中，我主要想了解有关您在家里照顾病人的一些情况，不会涉及到隐私问题，您只需要按实际情况回答就可以了。无论您说了什么，我都将严格保密，所以绝不会对您造成任何不良影响。

（1）病人今年多大年纪了？他（她）是您的丈夫（妻子）……？病人患病以后有哪些不便（如进食、洗澡、修饰、穿衣、大小便、上厕所、床椅转移、平地走45米、上下楼梯等）？

（2）长期照看一位病人是件很不容易的事，您当时是主动承担这个任务，还是觉得没有办法呢？能具体说说当时的情况吗？

（3）在日常的照料过程中，您每天需要花多长时间陪护他（患者）？您需要具体做哪些事情？请举例说明。您在做这些事情时，会觉得有困难吗？遇到的最主要的困难有哪些？面对这些困难，您一般怎么解决？

（4）除了您之外，还有其他人照料他（患者）吗？他们主要是谁？和照料他（患者）之前相比，您与周围人的交往是多了还是少了？您觉得这对您有影响吗？（如果有，影响有多大？）

（5）他（患者）以前那么健康，现在却变成了这样，这种前后的变化对您的冲击大吗？您看到他现在这种情形，您有什么感受？（如果有，追问"以前看到其他病人有这样的感受吗？"如果没有，具体问"您会觉得他可怜吗"之类）当您看到一个人受伤或病危时，您一般会想到什么？请具体说说。

（6）您和他（患者）相处得怎么样？如果让您描述一下您和他的关系，您会怎么说？如果我们把照料他看成一项工作，做这项工作的满足程度满分为10分，您觉得可以打多少分？

（7）在总体上，您觉得照料他（患者）负担重吗？如果 0 表示一点负担都没有，10 表示负担非常重，您会打多少分？

（8）在照料患者的过程中，有什么让您感到欣慰的事情吗？它们具体是什么？请举例说明。您对您目前的生活状态满意吗？如果 0 表示一点都不满意，10 表示非常满意，您会打多少分？

附录 2：编码索引

（1）/ 基本心理需要

（11）/ 基本心理需要 / 自主需要

（111）/ 基本心理需要 / 自主需要 / 照料意愿

（1111）/ 基本心理需要 / 自主需要 / 照料意愿 / 没办法

（1112）/ 基本心理需要 / 自主需要 / 照料意愿 / 不让别人照料

（1113）/ 基本心理需要 / 自主需要 / 照料意愿 / 没人逼

（1114）/ 基本心理需要 / 自主需要 / 照料意愿 / 主动提出照料

（112）/ 基本心理需要 / 自主需要 / 责任认同

（1121）/ 基本心理需要 / 自主需要 / 责任认同 / 妻子的责任

（1122）/ 基本心理需要 / 自主需要 / 责任认同 / 丈夫的责任

（1123）/ 基本心理需要 / 自主需要 / 责任认同 / 儿子的责任

（1124）/ 基本心理需要 / 自主需要 / 责任认同 / 女儿的责任

（1125）/ 基本心理需要 / 自主需要 / 责任认同 / 儿媳的责任

（113）/ 基本心理需要 / 自主需要 / 角色认同

（1131）/ 基本心理需要 / 自主需要 / 角色认同 / 不连累儿女

（1132）/ 基本心理需要 / 自主需要 / 角色认同 / 照顾兄弟利益

（1133）/ 基本心理需要 / 自主需要 / 角色认同 / 合理承担义务

（1134）/ 基本心理需要 / 自主需要 / 角色认同 / 特殊情境下的既成事实

（12）/基本心理需要/关系需要

（121）/基本心理需要/关系需要/关系评估

（1211）/基本心理需要/关系需要/关系评估/有爱情

（1212）/基本心理需要/关系需要/关系评估/挺好

（1213）/基本心理需要/关系需要/关系评估/亲密

（1214）/基本心理需要/关系需要/关系评估/不厌倦

（1215）/基本心理需要/关系需要/关系评估/不好

（1216）/基本心理需要/关系需要/关系评估/不错

（1217）/基本心理需要/关系需要/关系评估/相互尊重

（1218）/基本心理需要/关系需要/关系评估/没吵过架

（1219）/基本心理需要/关系需要/关系评估/默契

（122）/基本心理需要/关系需要/沟通交流

（1221）/基本心理需要/关系需要/沟通交流/无话不说

（1222）/基本心理需要/关系需要/沟通交流/无话可说

（1223）/基本心理需要/关系需要/沟通交流/患者说体谅话

（1224）/基本心理需要/关系需要/沟通交流/分工合作

（1225）/基本心理需要/关系需要/沟通交流/相互开玩笑

（13）/基本心理需要/能力需要

（131）/基本心理需要/能力需要/护理困难

（1311）/基本心理需要/能力需要/护理困难/经济紧张

（1312）/基本心理需要/能力需要/护理困难/健康欠佳

（1313）/基本心理需要/能力需要/护理困难/环境太脏

（1314）/基本心理需要/能力需要/护理困难/生活受限

（1315）/基本心理需要/能力需要/护理困难/不能沟通

（1316）/基本心理需要/能力需要/护理困难/体力不够

（1317）/ 基本心理需要 / 能力需要 / 护理困难 / 患者不配合

（132）/ 基本心理需要 / 能力需要 / 照料有效性

（1321）/ 基本心理需要 / 能力需要 / 照料有效性 / 病情不发展

（1322）/ 基本心理需要 / 能力需要 / 照料有效性 / 多活几年

（1323）/ 基本心理需要 / 能力需要 / 照料有效性 / 病情好转

（1324）/ 基本心理需要 / 能力需要 / 照料有效性 / 患者愉快

（1325）/ 基本心理需要 / 能力需要 / 照料有效性 / 患者干净

（2）/ 护理质量

（21）/ 护理质量 / 日常生活照料

（211）/ 护理质量 / 日常生活照料 / 做饭

（212）/ 护理质量 / 日常生活照料 / 洗澡

（213）/ 护理质量 / 日常生活照料 / 换洗衣服

（214）/ 护理质量 / 日常生活照料 / 大小便

（215）/ 护理质量 / 日常生活照料 / 洗脸

（216）/ 护理质量 / 日常生活照料 / 漱口

（217）/ 护理质量 / 日常生活照料 / 购买东西

（218）/ 护理质量 / 日常生活照料 / 打扫卫生

（22）/ 护理质量 / 情感支持

（221）/ 护理质量 / 情感支持 / 安慰患者

（222）/ 护理质量 / 情感支持 / 陪患者看书

（223）/ 护理质量 / 情感支持 / 陪患者看电视

（224）/ 护理质量 / 情感支持 / 陪患者聊天

（23）/ 护理质量 / 康复护理

（231）/ 护理质量 / 康复护理 / 按摩

（232）/ 护理质量 / 康复护理 / 监督服药

（233）/护理质量/康复护理/陪同健身

（24）/护理质量/给予尊重

（241）/护理质量/给予尊重/包容患者

（242）/护理质量/给予尊重/听从患者

（243）/护理质量/给予尊重/树立患者威信

（3）/照料评价

（31）/照料评价/压力感

（311）/照料评价/压力感/经济紧张

（312）/照料评价/压力感/健康欠佳

（313）/照料评价/压力感/环境太脏

（314）/照料评价/压力感/生活受限

（315）/照料评价/压力感/不能沟通

（316）/照料评价/压力感/体力不够

（317）/照料评价/压力感/患者不配合

（32）/照料评价/照料满意感

（321）/照料评价/照料满意感/他人赞扬

（322）/照料评价/照料满意感/价值感

（323）/照料评价/照料满意感/开心

（324）/照料评价/照料满意感/亲密感

（325）/照料评价/照料满意感/充实

附录3：编码手册

1、自主需要

含义：三种基本需要的一种，是指个体在从事各种活动时，能根据自己的意愿进行选择。

区分：自主需要不同于独立于他人，不是孤立自己、远离他人，拒绝与他人沟通交流，它是指当面对影响个体行为的外部压力时，个体进行自主选择的程度。它也不同于自由意志，自由意志通常是突破规范或不服从规范，而自主需要是假定个体的行为是符合社会规范的，与受外在力量控制是相对的。

作用：自主需要的满足是解决个体是否应该成为一个家庭照料者的关键，其满足程度的高低直接决定家庭照料者承担护理任务的自愿程度，如果家庭照料者护理患者是被迫的，将严重影响其对患者需要的满足程度，甚至导致家庭护理的无效。

其典型表现的编码结果：

· 照料意愿的高低

· 责任认同的高低

· 角色认同的高低

2、关系需要

含义：三种基本需要的一种，是指人们所具有的欲与他人交流、联系以及关爱他人的普遍化倾向，是一种归属需要。

区分：关系需要不同于一般的人际交往需要，虽然都包括与他人互动和交往，但关系需要更强调如陪伴、帮助、关爱等带来的亲密关系在心理上的满足感，一般的人际交往却比较强调互动过程而非心理结果。

作用：护患之间的关系质量是家庭照料者愿意付出极大努力和艰辛且比较愉快地长期护理患者的重要因素之一，关系需要的满足决定家庭照料者在情感上是否喜欢护理患者。

其典型表现的编码结果：

· 关系状况的亲疏

· 沟通交流的特点

3、能力需要

含义：三种基本心理需要的一种，是指人们有效应付环境的内在愿望，即人们在整个一生中都希望掌控他们生活的世界，并感受到行为的有效性。

区分：能力需要不完全等同于对实际能力的需求，与实际能力的需求相比，能力需要更强调个体在应付和处理问题过程中心理上体验到对局面的掌控感和自身行为的有效性。能力需要的反面不是负担感。能力需要是一种更深层次的心理内容，而负担感是个体对困难的一种反应，也是对情境压力的一种认知评价，它在一定程度上会削弱能力需要的满足。

作用：能力需要的是否满足将直接决定家庭照料者能否承担家庭护理的任务，它是照料者在意志行为方面的心理基础。

其典型的编码结果：

·护理困难

·照料有效性

4、日常生活照料

5、情感支持

6、康复护理

7、给予尊重

8、负担感

9、照料满意感

第六章
家庭照料者基本心理需要满足的特点

一、研究目的

　　家庭照料者在脑卒中患者的康复过程中扮演着重要的角色，但承担一项照料任务需要花费时间、精力和金钱，从而影响工作、社交活动以及与他人的关系（Oyebode，2003）。因此，如何保证较高的家庭护理质量的同时又保持良好的心理健康，是我们必须考虑的问题。自我决定理论为这一问题的解决提供了很好的理论依据。在健康领域，自我决定理论的研究主要集中在基本需要满足对个体健康的影响，大量研究表明：个体通过对自主、能力、关系三种基本心理需要的满足可以获得幸福感与满足感，进而表现出积极的行为（张剑，张微，宋亚辉，2011）。然而，尽管自我决定理论被广泛应用于教育、管理、运动健身以及心理治疗等各种领域，并在这些领域里编制了具有针对性的有关基本心理需要满足的测量工具，但在家庭照料的研究领域中尚未有成型的相关工具。由于工具的缺乏，所以难以对家庭照料者基本心理需要满足状况进行系统的量化研究。基于这一现状，本研究的首要任务是在已有测量工具的基础上，编制针对家庭照料者的基本心理需要满足的测量工具，然后使用该工具对家庭照料者基本心理需要满足状况进行全面系统的量化考察。具体而言，本研究将达到以下几个目标：

（1）编制《家庭照料者基本心理需要满足量表》；

（2）考察家庭照料者基本心理需要满足在人口学变量上的特点；

（3）考察子配偶家庭照料者和非配偶家庭照料者在基本心理需要满足上的差异；

（4）考察家庭照料者基本心理需要的满足在照料时间上的表现特点。

二、研究假设

假设1：《家庭照料者基本心理需要满足量表》有良好的信效度。

假设2：家庭照料者的总体基本心理需要满足在不同人口学变量上有显著差异，具体如下：

①女性家庭照料者的总体基本心理需要满足显著高于男性家庭照料者；

②城市家庭照料者的总体基本心理需要满足显著高于农村家庭照料者；

③无职业的家庭照料者的总体基本心理需要满足显著高于有职业的家庭照料者。

④60岁以下的家庭照料者的总体基本心理需要满足显著高于60岁以上的家庭照料者；

⑤文化程度高的家庭照料者基本心理需要满足水平显著高于文化程度低的家庭照料者。

假设3：配偶家庭照料者的总体基本心理需要满足显著高于非配偶家庭照料者。

假设4：照料时间越长，家庭照料者的基本心理需要满足程度越低。

三、研究方法

（一）研究对象

1、被试来源

2009年7月到11月采用方便取样、滚雪球等多种方法在北京和天津的社区以及湖南、山东和浙江的农村选取老年脑卒中患者的家庭照料者。

2、被试标准

同第五章《家庭照料与基本心理需要满足的质性研究》中被试标准。

3、被试取样

共收回问卷220份，其中有16份问卷中的患者生活基本自理，1份问卷没有完成，剔除后剩余的有效问卷为203份。在203名家庭照料者中，配偶家庭照料者131人，非配偶家庭照料者72人；来自城市的86人，农村的117；男性54人，女性149人；年龄最小的20岁，最大的85岁，平均年龄61.9±13.4岁；有职业的91人，无职业的109人；受教育程度小学及以下132人，初中36人，高中或中专25人，大专7人，本科及以上3人。具体如表6-1。

表 6-1 家庭照料者的人口统计学资料（n=203）

资料	类别	人数	百分比（%）	资料	类别	人数	百分比（%）
来源	城市	86	42.4	年龄	45<	24	11.8
	农村	117	57.6		45–59	57	28.1
性别	男	54	26.6		≥ 60	122	60.1
	女	149	73.4	文化程度	≤小学	132	65
职业	有	91	44.8		初中	36	17.7
	无	109	53.7		高中或中专	25	12.3
与患者关系	配偶	131	64.5		大专	7	3.4
	非配偶	72	35.5		≥本科	3	1.5

（二）研究工具

1、自编的家庭照料者调查表

包括性别，年龄，来源（城市／农村），有无职业，文化程度，与患者关系（配偶／非配偶），照料时间。

2、自编的"家庭照料者基本心理需要满足量表"

量表以自我决定理论的基本心理需要理论为架构，分为自主需要满足、关系需要满足和能力需要满足三个维度。初始量表在参照 Sheldon 等（2001）的《心理需要满足问卷》和 Vlachopoulos（2008）的《训练中的基本心理需要量表》基础上，结合深度访谈，确立了 24 个项目，以考察家庭照料者的基本心理需要满足状况。项目采取与照料环境相关的描述，要求被试根据自己的实际感受对这些描述做出从"完全同意"到"完全不同意"的回答，如项目"我从未想过让别人去照料他"，让被试判断自己在多大程度上同意这一说法。量表为 4 点记分，"1"代表"完全不同意"，2 代表"比较不同意"，3 代表"比较同意"，4 代表"完全同意"；反向叙述项目则反向记分。

在初始量表中，家庭照料者的自主需要满足表现为家庭照料者把护理老年脑卒中患者当作一种自愿的，而非被迫的选择，并以个体对自己家庭照料行为的认同程度为标志；关系需要满足指家庭照料者与患者之间的交流沟通和情感上的相互依恋；家庭照料者的能力需要是否满足主要通过其在照料过程中遇到的困难和其照料的有效性表现出来。

（三）研究程序

1、量表编制

根据自我决定理论确立量表的基本维度，以对家庭照料者的深度访谈结果为项目的语义来源，参照已有成型量表的表述方式，自编家庭照料者基本心理需要满足的原始量表。该量表是为了测查家庭照料者在照料过程中基本心理需要的满足状况，因此量表项目在表述中会比较明确地反映家庭照料这一特殊情境的特点。尽管项目的语义来源于老年脑卒中患者家庭照料者的访谈材料，但研究者认为这并不影响该量表对家庭照料者这一人群（而非仅限于老年脑卒中患者家庭照料者）的普适性。

研究者首先对第五章中的访谈材料进行深入细致地分析，从中抽出比较典型的意义陈述，然后用量表语言加以表述形成项目。将这些项目组成原始量表以后，研究者把量表发给参与过访谈的研究生并对之进行讨论和修改。最后请参与课题的博士生和工具编制的专家对量表的设计和项目表述进行审阅，研究者根据他们的意见做进一步的修改，形成"家庭照料者基本心理需要满足量表"。在量表形成的过程中主要遵循了以下三个原则：1、项目表述清楚恰当，无歧义；2、项目的语义反映维度的含义，且不同维度的项目具有语义区分性；3、维度的含义明确清晰，维度之间有区分性。

2、量表施测

量表施测时间从 2009 年 7 月初到 11 月下旬，施测方式是入户与被试一对一进行。由于有些被试（尤其是老年被试）出于各方面的原因（如不识字、视力不行等）不能亲自填写量表，只能采取主试提问被试回答的方式完成量表，因此必须对施测的主试进行培训。培训内容主要包括提问方式和选项判断标准。施测时间为 45 分钟左右。

（四）数据处理

使用 SPSS13.0 软件建立数据库，录入和管理数据，并进行探索性因素分析、独立样本 t 检验、相关分析和方差分析。

四、结果分析

（一）《家庭照料者基本心理需要量表》的编制

1. 项目分析

项目分析的量化方法丰富多样（邱皓政，2000），本研究采用最常用的极端组检定和相关分析，求出每个项目的决断值和相关系数，以此作为选题的依据。极端组检定是根据量表总分将样本分为高分组与低分组（各占 27%），然后将两组中的每个项目做独立样本 t 检验，如果差异显著表示该项目具有区分度。相关分析方法是计算每一个项目与总分的积差相关，一般认为，相关系数在 0.3 以上为较好，在 0.4 以上为最优。项目根据以下标准删除项目：（1）极端组检定显著性水平 $p > 0.05$；（2）项目与问卷总分的相关系数 $r < 0.4$。每个项目的极端组检定结果（CR 值）和项目总分相关（r 值），如表 6-2 所示。

表6-2 家庭照料者基本心理需要满足量表——项目分析表

题项	项目内容	极端组检定（CR值）	项目总分相关（r值）
1	我从未想过让别人去照料他。	6.87**	0.45**
2	我觉得我完全有责任照料他。	4.53**	0.33**
3	他对我的照料能力很满意。	11.46**	0.73**
4	我们会经常愉快地聊天。	8.83**	0.59**
5	在日常照料中，他很配合我，这使我感到很安慰。	8.95**	0.63**
6	我觉得自己是一个具有照料天赋的人。	6.28**	0.39**
7	我是照料他的最佳人选。	6.56**	0.54**
8	我非常清楚如何把他照料得更好。	10.31**	0.72**
9	我知道怎样做可以把照料变得更容易。	7.94**	0.63**
10	和他在一起，我感到很快乐。	12.26**	0.73**
11	他能理解我照料的辛苦，这让我很欣慰。	9.88**	0.65**
12	只要他开心，我就开心。	9.17**	0.6**
13	我的照料完全没能让他恢复得更好。	4.91**	0.38**
14	照料他对我来说太困难了。	5.88**	0.5**
15	即使有其他人愿意照料他，我也要照料他。	9.84**	0.64**
16	我不能想象没有他的日子该怎么过。	10.07**	0.58**
17	如果可能，我会选择不照料他。	13.97**	0.75**
18	我能够轻易地解决照料过程中出现的大部分问题。	3.71**	0.33**
19	我喜欢和他在一起的感觉。	13.58**	0.78**
20	我愿意全力以赴地照料他。	7.49**	0.55**
21	我照料他是因为没有其他人愿意照料他。	10.43**	0.6**
22	一想到要和他一起呆上几个小时，我就觉得很痛苦。	10.54**	0.67**
23	我在照料过程中完全没有困难。	3.48**	0.31**
24	我真的很想把他照料好。	6.91**	0.46**

注：** 表示 $p<0.01$

从上表可知，根据删除标准，项目2、6、13、18、23被删除，保留项目具有较好的质量。

2．因子分析

（1）分析前检验

在探索性因素分析之前，首先需要进行取样适当性检验和球形检验，KMO值越大，表示变量间的共同因子越多，越适合进行因素分析。通常按以下标准解释该指标值的大小：0.9以上，非常好；0.8以上，好；0.7，一般；

0.6，差；0.5，很差；0.5以下，不能接受（郭志刚，1999）。本研究中经项目分析后形成的家庭照料者基本心理需要满足量表检验结果 KMO 值为 0.89（如表 6-3），说明适合进行因素分析。

表 6-3 家庭照料者基本心理需要量表取样适当性检验和球形检验

	KMO	t	df	p
家庭照料者基本心理需要量表	0.89	1871.09	171	.00

（2）因子分析

对经过项目分析后的量表采用主成分因子分析法（principle component factor analysis，PCF）提取 3 个因子，以正交旋转方法中的方差最大法取出因子负荷量，以因子负荷量大于 0.4 为保留项目标准。经因子分析后，家庭照料者基本心理需要满足量表的 3 个因子特征值均大于 1，累积方差贡献率为 56.43%，基本符合理论假设（如表 6-4）。量表提取 3 个因子，并删除负荷小于 0.4 的项目（如表 6-5）。在进行项目归类时，王保进（2004）建议，当同一个项目在两个（或以上）因子的负荷量都很高时，应该根据当时编制问卷时的分类进行归类，以及当有不合理的项目归为同一个因子时可将该项目移除。

表 6-4 家庭照料者基本心理需要满足量表因素分析特征值与可解释变异量

因子	特征值	可解释变异量（%）	累积可解释变异量（%）
F1	7.66	40.31	40.31
F2	1.66	8.66	48.96
F3	1.42	7.46	56.43

表 6-5 家庭照料者基本心理需要满足量表各项目的因子负荷

项目	F1	F2	F3
3	0.72		
4	0.68		
5	0.78		
10	0.64		

续表

项目	F1	F2	F3
11	0.77		
12	0.6		
19	0.69		
22	0.52		
1		0.71	
15		0.73	
16		0.52	
17		0.73	
21		0.72	
7			0.72
8			0.55
20			0.79
24			0.73

根据因子分析的结果，三个因素的命名和含义如下：因素1（F1）为关系需要满足，指家庭照料者与患者之间的交流沟通和情感上的相互依恋，包括3、4、5、10、11、12、19、22共8个项目；因素2（F2）为自主需要满足，指家庭照料者把护理患者当作一种自愿、主动和积极的选择，而非被动、强迫的选择，包括1、15、16、17、21共5个项目；因素3（F3）为能力需要满足，指家庭照料者想把患者照料好的强烈愿望，和对自己在照料过程中的照料能力与效果的肯定，包括7、8、20、24共4个项目。

3、量表和各维度的信度分析

选用相关系数和内部一致性系数（a系数）两个指标鉴定家庭照料者基本心理需要满足量表的信度，总量表的a系数为91，各维度的a系数在0.76到0.89之间，因子与总量表的相关系数在0.74到0.91之间，这说明量表各因子所测心理特质既有较高的同质性又有一定的区别。具体结果如表6-6所示。

表6-6 家庭照料者基本心理需要满足量表的信度系数表

因子	因子与总量表的相关系数	a系数
关系需要满足	0.91	0.89
自主需要满足	0.85	0.81
能力需要满足	0.74	0.76
总量表		0.91

4、量表和各维度的效度分析

项目来源于对家庭照料者的深度访谈，并参照已有成型问卷的表述方式。之后与参与访谈的心理学研究生和相关专家进行了反复的讨论和修改，最后定稿，因此量表具有可靠的内容效度。现通过对各项目与总分以及与其相对应的维度进行相关分析，进一步对量表的内容效度做量化分析。根据最终形成的《家庭照料者基本心理需要满足量表》，计算17个项目分别与总量表、各自所属分量表的相关，相关系数越大，显著程度越高，表明问卷的效度越高，结果如表6-7所示。

表6-7 各项目与总量表及其所在维度的相关系数

项目	总量表	关系需要	自主需要	能力需要
3	0.71**	0.77**		
4	0.62**	0.77**		
5	0.65**	0.77**		
10	0.74**	0.77**		
11	0.67**	0.78**		
12	0.61**	0.67**		
19	0.79**	0.83**		
22	0.67**	0.66**		
1	0.47**		0.68**	
15	0.67**		0.82**	
16	0.64**		0.71**	
17	0.77**		0.85**	
21	0.62**		0.73**	
7	0.55**			0.8**
8	0.69**			0.79**
20	0.55**			0.81**
24	0.48**			0.68**

注：** 表示 $p<0.01$

对《家庭照料者基本心理需要满足》内容效度的分析显示，量表中的17个项目与总量表的相关系数在 0.47 到 0.77 之间，关系需要满足维度上项目与维度的相关系数在 0.66 到 0.83 之间，自主需要满足维度上项目与维度的相关系数在 0.68 到 0.85 之间，能力需要满足维度上项目与维度的相关系数在 0.68 到 0.81 之间，且均达到非常显著的水平（p<0.01）。因此，问卷有较好的内容效度。

因子分析的特征值和解释率则说明该量表有着较好的结构效度（如表6-4 所示）。

（二）老年脑卒中患者家庭照料者的基本心理需要满足特点

1、家庭照料者三种基本心理需要满足的整体状况

对三种基本心理需要满足的平均分进行方差分析，差异非常显著，结果如表 6-8。

表 6-8 三种基本心理需要满足的方差分析

	平方和	自由度	均方	F	p
组间	59.01	2	29.5	62.85	.00
组内	284.46	606	0.47		
总计	343.47	608			

家庭照料者的三种基本心理需要平均得分均超过 2 分，提示该人群在家庭护理中基本心理需要整体上得到中等以上的满足。事后检验显示，家庭照料者的能力需要（3.5±0.51）、关系需要（2.91±0.69）和自主需要（2.78±0.24）的满足水平两两之间均有显著差异（p<0.05），如图6-1所示。

2、家庭照料者基本心理需要在人口学变量上的特征

分别以三种基本心理需要的满足程度和总体满足程度为因变量，以被试性别、来源、有无职业、年龄和文化程度为自变量进行方差分析。结果如表 6-9 所示。

表6–9 家庭照料者基本心理需要满足在人口学变量上的特点（M，SD）

		总体满足		关系需要满足		自主需要满足		能力需要满足	
		M	SD	M	SD	M	SD	M	SD
性别	男	3.12	0.48	3.09	0.55	2.78	0.76	3.6	0.4
	女	2.97	0.62	2.85	0.72	2.78	0.85	3.46	0.54
	F	2.52		2.68		0		5.11*	
来源	城市	3.21	0.49	3.17	0.61	3.04	0.64	3.5	0.48
	农村	2.87	0.61	2.73	0.69	2.59	0.89	3.49	0.53
	F	18.54**		22.21**		16.33**		0.03	
职业	有	2.86	0.62	2.8	0.72	2.53	0.85	3.41	0.55
	无	3.12	0.52	2.99	0.64	2.98	0.75	3.56	0.46
	F	10.1**		3.86		15.76**		4.58*	
年龄									
	<45	2.81	0.62	2.87	0.71	2.29	0.85	3.35	0.59
	45–59	2.91	0.58	2.9	0.69	2.5	0.79	3.45	0.52
	≥60	3.1	0.57	2.93	0.69	3.01	0.75	3.55	0.48
	F	3.66*		0.1		13.91**		1.74	
文化程度	≤小学	2.96	0.57	2.81	0.67	2.77	0.85	3.5	0.5
	初中	3.08	0.67	3.09	0.74	2.76	0.84	3.47	0.54
	高中（专）	3.05	0.57	3.02	0.7	2.71	0.74	3.51	0.57
	≥大专	3.35	0.31	3.43	0.3	3.08	0.54	3.48	0.43
	F	1.58		4.09*		0.5		0.04	
关系	配偶	3.13	0.54	2.95	0.67	3.05	0.71	3.59	0.44
	非配偶	2.8	0.61	2.85	0.73	2.27	0.79	3.32	0.57
	F	16.41**		0.97		49.69**		13.89**	

注：* 表示 $p<0.05$，** 表示 $p<0.01$，由于大专和本科及以上组人数太少，因此将两项合并。

方差分析显示，家庭照料者的三种基本心理需要的总体满足水平在性别和文化程度上没有显著差异，但在城乡（来源）（F=18.537，$p<0.01$）、有无职业（F=10.095，$p<0.01$）和年龄（F=3.659，$p<0.05$）有显著差异。城市家庭照料者的基本心理需要总体满足水平显著高于农村的；全职家庭照料者（即无职业）显著高于有职业的家庭照料者。

关系需要的满足水平在城乡（F=22.213，$p<0.01$）和文化程度（F=4.091，$p<0.05$）上有显著差异。城市家庭照料者的关系需要满足水平显著高于农

村；在文化程度上，事后检验显示，受过高等教育的家庭照料者（即大专以上组）的关系需要满足水平显著高于小学及以下教育程度的家庭照料者。自主需要的满足水平在城乡（F=16.327，p<0.01）、有无职业（F=15.759，p<0.01）和年龄（F=13.906，p<0.01）上均有显著差异。城市家庭照料者的自主需要满足水平显著高于农村家庭照料者；全职家庭照料者显著高于有职业的家庭照料者；在年龄上，事后检验显示，60岁以上的家庭照料者显著高于其他两个年龄阶段的家庭照料者。配偶家庭照料者的自主需要（F=49.694，p<0.01）、能力需要（F=13.878，p<0.01）以及总体需要（F=16.412，p<0.01）的满足水平均显著高于非配偶家庭照料者。

3、家庭照料者基本心理需要满足在照料时间上的特点

将家庭照料者分为照料时间为1年以内、1年以上到5年之间和5年以上三组，采用方差分析考察三组被试基本心理需要的特点，结果如表6-10所示。

表6-10 不同照料时间的家庭照料者基本心理需要满足状况（M，SD）

	总体		关系需要		自主需要		能力需要	
	M	SD	M	SD	M	SD	M	SD
1年以内	2.94	0.65	2.92	0.74	2.57	0.89	3.46	0.51
1-5年	3	0.57	2.9	0.68	2.73	0.83	3.54	0.49
5年以上	3.07	0.55	2.92	0.62	2.97	0.74	3.48	0.52
F	0.715		0.02		3.99*		0.47	

注：* 表示 p<0.05

方差分析显示，除了自主心理需要（F=3.988，p<0.05），家庭照料者基本心理需要的总体满足水平以及关系需要和能力需要的满足水平在不同的照料时间上均无显著差异。事后检验显示，照料时间为5年以上的家庭照料者自主需要满足程度显著高于照料时间为1年以内的家庭照料者，其走势如图6-2所示。

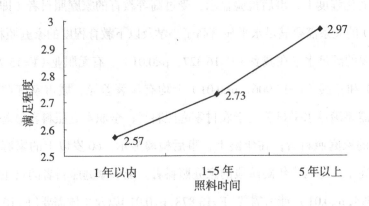

图6-2 不同照料时间家庭照料者自主需要满足状况

五、讨论

（一）《家庭照料者基本心理需要满足量表》的项目设计和信效度分析

严格说来，本量表的形成过程更像是一个改编的过程，因为它的结构是稳定成熟的，它的表述方式也是以已有的成型工具为模板的。有关自我决定理论的基本心理需要理论已经得到了相当广泛的论述和论证，这使得本研究在编制测量工具时有着较为可靠的理论基础。在量表结构或维度确定的情况下，研究者真正要做的是确定量表的项目。罗伯特.F.德威利斯（2004）指出，题项应当根据心目中的特定测量目标来选择或者编写。如果它们是对你所一直持有的概念的一个较差的反映并且很难表达清楚的话，那么该量表就不会准确地把握所要测量的结构的实质。就本研究而言，测量目标是家庭照料情境下照料者基本心理需要的满足状况。因此，测量项目至少应具备两个特征：一是能反映基本心理需要满足这一内涵；二是具有家庭照料领域的特殊性。为了满足这两个条件，研究者以自我决定理论为依据，对老年脑卒中患者家庭照料者的访谈材料进行了分析，确立了基本心理需要满足在家庭照料情境下的典型表现，然后参考已有成型的相关量表确定项目的恰当表述，并建立初步的项目库。请心理学博士和量表编制专家对项目库进行审核和修改，最后形成含 24 个项目的施测量表。可以认为，整个项目设计的过程是合理的。

在项目分析之后，研究者对量表进行了探索性因素分析，以验证量表的结构效度，如果能够有效地抽取共同因素，此共同因素与理论结构的心理特质甚为接近，则可说此测验工具或量表具有结构效度（吴明隆，2003）。事实上，在确定量表结构（因子）的前提下，研究者更关注的是，提取的三个因子对变量的解释率有多少？哪些项目能够进入根据理论假设的维度？这些项目相对于进入的维度是适切的吗？探索性因素分析的结果显示，三个因子解释的变异率为 56.43%，具有较好的解释力。除掉载荷小于 0.4 以及意义明显与所在因子相悖的项目，共剩余 17 个项目。进一步考察因素分析的结果，有两点值得注意：一是三个因子中，关系需要满足因子解释的变异率最大（40.31%），远大于自主需要满足和能力需要满足两个因子解释率之和（16.12%），显示在家庭照料者的基本心理需要满足这一变量中，关系需要满足处于明显的优势地位。二是有关描述照料困难的项目（如"照料他对我来说太困难了"，"我知道怎样做可以把照料变得更容易"等）均未进入能力需要满足因子，说明照料困难不是能力需要满足的典型表现，从而也证实了负担感并不是基本心理需要满足的反面，而是与其性质不同的心理变量。此外，总量表和各维度的内部一致性系数（a 系数）均在 0.7 以上。关于内部一致性系数要多大才表示测验的分数是可靠的说法不一，但有多位研究者认为在 0.7 以上是可接受的最小信度值（吴明隆，2003）。

（二）老年脑卒中患者家庭照料者的基本心理需要满足总体状况分析

老年脑卒中患者基本心理需要满足的总体平均分和各维度的平均得分均高于2分（满分为4分），说明这一人群提供家庭照料的动力维持在较高的水平上。这一现象乍一看似乎难以理解，实际上完全合乎情理。首先，本研究的被试都是老年脑卒中患者的主要家庭照料者。一个家庭往往有多个成员，但主要家庭照料者通常只有一个，成为这一角色本身就是内在动力强烈的体现。其次，脑卒中本已迁延难愈，加之患者年老体衰，如没有较强的内在动力，家庭照料者是很难坚持下来的。研究者在收集数据过程中遇到的某些极端个案或许能够做点说明。案例1：一个老妇人三十余岁就因卒中瘫痪在床，现已达四十余年，衣食住行全靠缺了一条腿的丈夫照料。老妇人活得苦不堪言，天天想着不如死了，自身也有残疾的丈夫却苦苦相劝，说是再困难也愿意照料她。案例2：一个老妇人本有2个儿子，但"家运不幸"，其中一子早逝，剩下一子"不孝"，老妇人在几年前卒中残疾后，这位"不孝"之子离家出走，留下老母亲独自艰难度日。这两个案例说明，没有较强的内在动力，照料一位老年患者达数年甚至数十年之久是难以想象的。

在家庭照料者的三种基本心理需要中，能力需要的满足水平最高，关系需要次之，自主需要最低。这一结果当然不能说老年脑卒中患者的家庭照料者都具有很高的能力，而是说他们都能感受到较高的行为有效性。关于这一点，研究者在访谈和之后问卷调查的过程中都深有体会：一个家庭照料者无论多么不喜欢或多么不情愿照料患者，或者患者被照料的实际状况无论多么差，他（她）都会强调，如果不是因为他（她）的照料，患者早就不在人世或者过得不如现在好。这一现象比较好地说明了，从心理需要的角度考虑，感受到的行为有效性远不是实际能力所能解释的。自主需要满足水平最低也是一个现实的反映。在调查中，即使再强调照料积极方面的家庭照料者也会说，最好他（她）（患者）什么事都没有，我就不用照料他了。在大量研究照料动机的文献中，都会强调责任或义务这一因素（谢楠，2011），而责任或义务本身就带有强迫的性质。因此，家庭照料者的选择自主性只是相对的，其基本前提是必须做出选择，从而整体基调仍然是被迫的。此外，在具体的家庭照料中，照料者的行动受患者的左右和限制，"不自由"是他们抱怨得最多的问题。

（三）家庭照料者基本心理需要满足的特征分析

不同的家庭照料者基本心理需要满足会表现出某些差异。其中，男性家庭照料者的能力需要满足水平显著高于女性。这虽然不能简单地理解为男性家庭照料者的能力高于女性，但却与男性在某些方面与女性存在的差异是分不开的。很多理论从不同的角度去阐释"男性坚强自信，女性懦弱文静"这一刻板印象（何东亮，2005），说明了两性差异是存在的。能力需要的满足除了感受到的行为有效性，还有对局面的掌控感。男性因为体力上的优势，以及一家之主（被试多为60岁以上，在以前的时代多是如此）的历练在应对压力和掌控局面的信心上可能更足。城市家庭照料者在基本心理需要总体满足、关系需要以及自主需要的满足水平上均明显高于农村家庭照料者。城乡差异体现的实际上是一种生活环境，尤其是经济水平的差异。城市家庭由于有固定的收入和相对可靠的医疗保障，由经济引起的关系冲突或赡养责任问题相对较少。农村家庭的情况就要严峻得多了，脑卒中疾病对一个农村家庭的打击通常是双重的：一方面，因脑卒中而导致的残废不仅使患者本人丧失劳动力（在农村，只要能动就是劳动力），严重者还需家庭成员分出部分精力提供照料，进一步减少劳动力；另一方面，脑卒中康复或预防复发需要长期服药。这种经济带来的沉重负担对家庭照料者和患者心理状况的影响是深远的（管丽丽等，2013；龙泳，2005）。无职业的家庭照料者在基本心理需要满足的总体水平以及关系需要和能力需要的满足水平上均高于有职业的家庭照料者。有无职业决定了履行角色义务的多寡，说明"角色丛"是影响家庭照料者内在动力的一个重要因素。这也部分解释了配偶照料者在基本心理需要满足水平上全面高于非配偶照料者的原因（见第五章的讨论部分）。还有一个值得注意的结果，就是家庭照料者基本心理需要满足在年龄上的特点，即老年家庭照料者的满足水平显著高于其他两个年龄阶段的家庭照料者。年龄变量在这里是个虚假变量，这一结果真正反映的仍是配偶和非配偶照料者间的差异，因为60岁以上的家庭照料者绝大多数是配偶照料者，而60岁以下的主要是非配偶照料者。

　　家庭照料者在时间上的特点有些令人迷惑，"照料时间越长，家庭照料者的基本心理需要满足程度越低"的假设没有得到验证。除了照料时间为5年以上的家庭照料者自主需要满足程度显著高于照料时间为1年以内的家庭照料者外，其他均不显著。由于缺乏相关研究基础，研究者在确定时间阶段时采取的是数据驱动的方式，经过多次尝试后，发现5年是一个家庭照料者自主需要满足的转折时间。也就是说，从最初因情势所迫接受家庭照料者这一角色到意愿自主性明显提高至少需要5年时间。在调查访谈过程中，有两个案例可为之提供佐证。案例一：这是一位照料了母亲8年的女儿。被试最初承担照料任务时全凭一腔热血和一份孝心，但她无论如何也没想到这样的照料会年复一年地仿佛没有尽头。被试说，一开始，由于母亲病重（基本卧床不起），照料任务极重，她深感照料带来的沉重压力，虽想撂担子，却无处可撂（其实她有两个哥哥）。当母亲病情稍有好转时，被试心想自己也该解脱外出打工去了。可每次一谈这个问题，母亲就垂泪伤心，被试不忍，只好勉力为之。但是最近2到3年不再想着外出，一心只想着把女儿带大和好好照看母亲。案例二：被试是患者的儿媳。她向研究者讲了一些照料中的故事。其中之一是这样的：有一次，丈夫的妹妹来看患者，发现被试有时对患者不是太友好，因此，很不满。被试向妹妹解释说，这种情况有时实在难以避免。妹妹不信，并把患者接到自家照料。1个月后，妹妹把患者送回，说实在照料不下去了。这两个案例虽然不能完全说明研究的结果，但都反映了家庭照料者基本心理需要满足状态在时间上的某些动态特征。然而，这一结果与有些研究（Adams，2003）将照料之初（第1个月）看成照料者的蜜月期是矛盾的吗？能否用"角色适应"或"习惯化"这样的字眼给予解释？还很难说，但有一点是肯定的，一个老年脑卒中患者家庭照料者要适应他（她）的角色有一个漫长的过程。

六、结 论

1、《家庭照料者基本心理需要满足量表》的三个维度关系需要满足、自主需要满足和能力需要满足分别包含8个、5个和4个项目。效度分析显示，该量表具有较好的结构效度和内容效度；信度分析表明，该量表有较好的内部一致性。

2、老年脑卒中患者家庭照料者的三种基本心理需要满足水平有显著差异，其中能力需要满足水平显著高于关系需要和自主需要，而关系需要满足水平又显著高于自主需要。

3、基本心理需要的总体满足水平在城乡、有无职业、年龄和配偶/非配偶等人口学变量上有显著差异；关系需要满足水平在城乡和文化程度等人口学变量上有显著差异；自主需要在城乡、有无职业、年龄和配偶 / 非配偶等人口学变量上有显著差异；能力需要在性别、有无职业和配偶 / 非配偶等人口学变量上有显著差异。

4、照料时间不同的家庭照料者在自主需要满足程度上有显著差异，其中 5 年以上照料时间的家庭照料者显著高于照料时间为 1 年以内的家庭照料者。

附录 1：被试基本信息调查表

以下是您（照料者）的基本信息，请按实际情况填写。

1、性别：（1）男 （2）女

2、年龄： 周岁

3、职业：（1）有 （2）无

4、文化程度：（1）小学及以下 （2）初中 （3）高中或中专 （4）大专 （5）本科及以上

5、与患者关系：（1）配偶 （2）儿子 / 女儿 （3）其他亲属（如媳妇 / 女婿、兄弟姐妹等）

6、照顾时间：共 月，平均每天 小时

7、是否接受过相关的照料知识或技能的指导？ （1）是 （2）否

8、大概有多少人经常协助照料者？ 人

9、对自己健康状况的看法：

（1）健康状况良好，能照顾患者

（2）健康状况欠佳，但尚能应付照顾工作

（3）健康状况差，难以应付照顾工作

10、目前照料患者所需的费用是否足够？ （1）是 （2）否

以下是您照料的中风老年人的基本信息，请按实际情况填写。

1、性别：（1）男 （2）女 2、年龄： 周岁

3、婚姻：（1）未婚 （2）已婚 （3）离异 （4）丧偶

4、文化程度：（1）小学及以下 （2）初中 （3）高中或中专 （4）大专 （5）本科及以上

5、是否与子女同住：（1）是 （2）否

6、医疗费用支付方式：（1）公费（2）自费（3）医疗保险

7、脑卒中类型：（1）脑梗塞（2）脑出血（3）蛛网膜下腔出血

8、脑卒中次数：　　　次；脑卒中病程：　　　月（以首次发作时间计算）

9、在家庭护理过程中，患者的配合程度：

（1）非常配合（2）比较配合（3）基本配合（4）不太配合（5）不配合

附录2：家庭照料者基本心理需要满足量表

以下是有关人们在照料中风老年人的过程中的一些描述，请您根据您的实际情况回答，您在多大程度上同意这些描述。

	完全不同意	比较不同意	比较同意	完全同意
1、我从未想过让别人去照料他。	1	2	3	4
2、我觉得我完全有责任照料他。	1	2	3	4
3、他对我的照料能力很满意。	1	2	3	4
4、我们会经常愉快地聊天。	1	2	3	4
5、在日常照料中，他很配合我，这使我感到很安慰。	1	2	3	4
6、我觉得自己是一个具有照料天赋的人。	1	2	3	4
7、我是照料他的最佳人选。	1	2	3	4
8、我非常清楚如何把他照料得更好。	1	2	3	4
9、我知道怎样做可以把照料变得更容易。	1	2	3	4
10、和他在一起，我感到很快乐。	1	2	3	4
11、他能理解我照料的辛苦，这让我很欣慰。	1	2	3	4
12、只要他开心，我就开心。	1	2	3	4
13、我的照料完全没能让他恢复得更好。	1	2	3	4
14、照料他对我来说太困难了。	1	2	3	4
15、即使有其他人愿意照料他，我也要照料他。	1	2	3	4
16、我不能想象没有他的日子该怎么过。	1	2	3	4
17、如果可能，我会选择不照料他。	1	2	3	4
18、我能够轻易地解决照料过程中出现的大部分问题。	1	2	3	4
19、我喜欢和他在一起的感觉。	1	2	3	4
20、我愿意全力以赴地照料他。	1	2	3	4
21、我照料他是因为没有其他人愿意照料他。	1	2	3	4
22、一想到要和他一起呆上几个小时，我就觉得很痛苦。	1	2	3	4
23、我在照料过程中完全没有困难。	1	2	3	4
24、我真的很想把他照料好。	1	2	3	4

第七章
家庭照料者基本心理需要
满足与护理质量的关系

一、研究目的

家庭照料的最初动因是为一个家庭中那些缺乏自理能力的人提供额外的帮助，这些帮助是否满足了被照料者的需要以及满足的程度就直接涉及到家庭照料的初衷。对于脑卒中患者的康复问题，尽管绝大多数脑卒中患者出院后以家庭为康复场所，家庭照料对患者的康复也有着非常重要的意义（Liu & McDaniel，2015），但有关脑卒中患者家庭照料的研究并不多见。在有限的研究中，研究主要关注专业人员对脑卒中患者的家庭康复护理干预的可行性和有效性，研究者通过脑卒中家庭康复护理干预方案的制定和实施，研究家庭康复护理干预对脑卒中患者运动功能、日常生活活动能力、心理状况和家庭护理者护理能力等的影响（Cuningham et al，2015；Oktay & Tompkins，2004；Schumacher et al，1998；桂世勋，2002）。一项综述性的研究发现，对家庭照料者提供服务的满意程度是脑卒中患者在家康复效果的决定因素（Siemonsma et al，2014），脑卒中患者的康复结果依赖于家庭照者的责任心、能力和准备程度（Young et al，2014）。虽然结果表明对脑卒中患者进行这种家庭康复护理是有效可行的，但由于我国护理人力资源不足及传统文化的影响，脑卒中患者的家庭护理、康复护理实际上主要是由家人和亲友等家庭照料者来完成的，因此，家庭照料者提供的护理质量的高低将直接影响脑卒中患者的康复。

有研究（黄丽钗，2007）从照料压力、社会支持等各个方面考察家庭照料者提供的照料质量的影响因素，并得到了一些结论。但人是作为一个动力系统而存在的，人的行为及其结果不仅受到各种外在因素的影响，还受到内在因素的影响，外因通过内因起作用，所以内因比外因更根本。根据自我决定理论，个体三种基本心理需要的满足对促进个体外在动机的内化，形成内在目标定向以及提升个体的幸福感有重要作用。将自我决定理论应用于管理领域发现，只要管理者能更好地满足员工的能力、归属和自主需要，就能使员工产生更高的绩效评价，更好的工作持久性，更易于适应组织变革，以及具有更好的心理调适，从而具有更高的工作投入水平（林桦，2008）。工作投入（work engagement）是个体在工作中从生理、认知和情感多方位的积极融入状态，与工作效能直接相关。

此外，照料行为作为一种助人行为，家庭照料者的人格特质是需要考虑的因素。研究显示，照料满意感与人格特质中的宜人性、外倾性有显著相关（Koerner et al，2009），在照料老年父母的过程中，如果家庭照料者有宗教信仰或者精神支柱，对生活充满希望，使用有效的家庭应对策略，夫妻之间的关系会更好（Murphy et al，2015）。McClendon 和 Smyth（2013）发现，家庭照料者的人格特质如宜人性、开放性、责任性和神经质与高质量的家庭照料因素（个性化、尊重和补偿）有关，而外倾性则与糟糕的家庭照料因素（惩罚、控制和退缩）有关。Bowlby（1969/1982）认为，亲社会行为是一种"照料行为系统（the caregiving behavioral system）"，这一系统是一种针对依赖者的需要做出反应的固有的心理进化装置（psycho-evolutionary device）。Reizer 和 Mikulincer（2007）在 Bowlby 的基础上指出，一个有效的家庭照料者必须具备积极的照料心理表征。这种照料心理表征也就是 Bowlby 所说的"固有的心理进化装置"，是一种影响照料效果的人格特质。但是，对于人格特质在其中的具体作用并不清楚，它到底是直接影响基本心理需要满足与家庭护理质量的关系，还是以调节作用的方式产生影响呢？这一问题还需要进一步探讨。

本研究基于相关文献和自我决定理论的上述观点，将照料老年脑卒中患者当作一项工作任务，探讨家庭照料者基本心理需要满足状况对其提供的家庭护理质量的影响，以期达到以下目标：

（1）考察老年脑卒中患者家庭照料者的基本心理需要满足与家庭护理质量之间的关系。

（2）揭示家庭照料者基本心理需要满足对家庭护理质量的影响机制。

二、研究假设

假设1：家庭照料者的基本心理需要满足与其提供的护理质量呈显著正相关。

假设2：家庭照料者的基本心理需要满足对其提供的护理质量的影响以工作投入为中介变量。

假设3：家庭照料者的照料心理表征特征对工作投入的中介作用有调节作用。

三、研究方法

（一）研究对象

两个样本：

（1）老年脑卒中患者家庭照料者，样本同第六章。

（2）老年脑卒中患者，与上述家庭照料者相对应的老年脑卒中患者。

（二）研究工具

1、自编的老年脑卒中患者情况调查表

内容包括：性别，年龄，婚姻状况，文化程度，是否与子女同住，医疗支付方式，脑卒中类型和次数。

2、家庭照料者基本心理需要满足量表。详见第六章。

3、Utrecht 工 作 投 入 量 表（Utrecht Work Engagement Scale, UWES）

由 Schaufeli 等于 2002 年开发，用于独立测量员工在工作中的投入水平。本研究使用刘柳等翻译的版本，包括"活力（vigor）"、"奉献（dedication）"和"专注（absorption）"三个分量表，分别包含 6 个、5 个和 6 个项目。采用 7 点评定，"0"到"6"表示"从来没有"，"一年几次"，"一月一次"，"一月几次"，"一周一次"，"一周几次"，"每天都有"。验证性因素分析显示，该量表具有良好的结构效度（刘柳，2008）。国内学者对该量表进行了信效度检验，三个分量表的内部一致性系数分别为 0.767、0.735 和 0.753，具有较好的校标关联效度（张轶文等，2005）。

本研究根据家庭照料的特定情境对量表中的个别词句进行了修改，如把"我对工作充满了热情"改为"我对照料他充满了热情"。在本研究中，

总量表的内部一致性系数为 0.90，三个分量表中，活力分量表为 0.75，奉献分量表为 0.65，专注分量表为 0.78。

4、照料心理表征量表（Mental Representation of Caregiving Scale, MRC）

由 Reizer 和 Mikulincer（2007）编制，用于测量照料表征中三个重要的维度：家庭照料者自我工作模型、受助的他人工作模型和助人动机；共包括 5 个重要的表征：对识别他人需要的能力的意识、对他人是否应该受助的评价、对提供有效帮助的能力的意识、助人的利己主义动机、助人的利他主义动机。共 27 道题目。利克特 7 点量表评分，1 表示"完全没有"，7 表示"非常符合"。计算每个表征的平均分，分数越高表示个体识别他人需要和提供有效帮助的能力越高，对他人是否应该得到帮助的评价越高，助人的利己和利他的动机越高。量表各维度的内部一致性系数在 0.75 到 0.80 之间，并具有良好的校标关联效度和结构效度。因素分析在不同的人群中（学生和非学生、30 岁以下和 30 岁以上）均取得了相似的结果，说明量表 5 个因素的结构能在不同的亚群体中被复制。

由于该量表首次在中国内地使用，量表先由北京师范大学心理学院的心理学专业人士对量表进行翻译，然后由主要以英文为母语的新加坡留学生进行回译。将翻译而成的初测量表给心理学相关专家审阅，确定无不适用于中国内地的内容。本研究中，因子分析的结果为 5 个主要因素（特征值大于 1），与原量表结果相似，总体解释率为 62.07%，各维度的内部一致性系数为 0.55-0.83。

5、脑卒中患者家庭护理质量量表

量表最初由台湾地区林美娜的《家庭照护品质量表》编制，由黄丽钗等于 2007 年结合脑卒中临床护理实践及老年人家庭护理质量标准进行修订。该量表为他评式量表，要求受过培训的专业人员在访谈患者及其家庭照料者、观察患者身体状况及与主要家庭照料者的互动、观察患者家庭环境等之后，再对患者的护理质量进行综合评价。量表包括 5 个维度：生理需求（11 个条目），安全需求（7 个条目），爱与归属需求（4 个条目），自尊需求（2 个条目），自我实现的需求（3 个条目），共 27 个条目。脑卒中患者的生理需求指患者保持身体清洁卫生，摄取足够营养水分，保持皮肤完整性和正常排泄，并促进运动和语言功能恢复等方面的需求；安全需求指患者在防止坠床、摔倒，家庭环境的安全舒适，以及及时就医治疗、遵医嘱服药、预防复发等方面的需求；爱与归属需求指患者在情感上的交流、支持和关系等方面的需求；自尊需求指患者在个人隐私和形象方面得到尊重的需求；自我实现需求指患者尽可能自理，参与管理家庭活动，参加社会工作，体现自身价值的需求。量表采用里克特三分法计分，每个条目均具体列出"3""2""1"等不同评价标准。量表总分及各维度（分量表）得分按公式：量表得分 =〔量表各条目累计分 /（实做题数 *3）〕*100。

量表具有较好的结构效度和内容效度，总量表的内部一致性系数为 0.91，各维度的内部一致性系数为 0.65-0.82，评价者间信度为 0.85（黄丽钗等，2007）。在本研究中，总量表的内部一致性系数为 0.98，各维度的内部一致性系数为 0.58-0.96。

（三）研究程序和数据处理

量表施测程序同第六章。

用 SPSS13.0 软件录入和管理数据，并进行描述统计、相关分析、回归分析和方差分析，使用 Amos7.0 进行路径分析。

四、结果分析

（一）家庭护理质量的基本状况

1、患者的基本情况

203 例患者中，最小年龄为 60 岁，最大年龄为 92 岁，平均年龄为 73.36±7.92。其中，男性 117 人，女性 86 人；152 人已婚，2 人未婚，49 人丧偶；小学及以下 128 人，初中 39 人，高中或中专 23 人，大专 4 人，本科及以上 3 人，6 人此项缺失；102 人与子女同住，101 人不与子女同住；医疗费用支付公费 21 人，自费 81 人，医疗保险 96 人，5 人此项缺失；脑梗塞（或脑血栓）145 人，脑出血 41 人，蛛网膜下腔出血 3 人，14 人此项缺失；脑卒中仅 1 次的 116 人，2 次及 2 次以上的 83 人，4 人此项缺失；202 人填写了脑卒中病程，最短的 1 个月，最长的 456 个月，平均病程 70.48±75.02。另，患者来源（城乡）与其家庭照料者同。具体如表 7-1。

表 7-1 老年脑卒中患者基本情况

资料	类别	人数	百分比（%）	资料	类别	人数	百分比（%）
性别	男	117	57.6	婚姻	未婚	2	1
	女	86	42.4		已婚	152	74.9
	缺失	0	0		离异	0	0
脑卒中类型	1	145	71.4		丧偶	49	24.1
	2	41	20.2		缺失	0	0
	3	3	1.5	文化			
程度	≤小学	128	63.1				
	缺失	14	6.9		初中	39	19.2
脑卒中次数	1 次	116	57.1		高中或中专	23	11.3
	≥2 次	83	40.9		大专	4	2
	缺失	4	2		≥本科	3	1.5

续表

资料	类别	人数	百分比（%）	资料	类别	人数	百分比（%）
医疗支付方式	公费	21	10.3		缺失	6	3
	自费	81	39.9	是否与子女住	是	102	50.2
	医疗保险	96	47.3		否	101	49.8
	缺失	5	2.5		缺失	0	0

注：脑卒中类型：1表"脑梗塞（或脑血栓）"，2表"脑出血"，3表"蛛网膜下腔出血"。

2、家庭护理质量的总体状况

家庭护理质量总分及各维度得分按公式：量表得分＝〔量表各条目累计分/（实做题数 *3）〕*100，满分100分。203例老年脑卒中患者的家庭护理质量总分平均为71.38，5个维度中，以自尊需求得分最高，自我实现需求得分最低，见表7-2。

表7-2 老年脑卒中患者家庭护理质量总体状况（n=203）

评价维度	M ± SD
生理需求满足状况	76.67 ± 12.68
安全需求满足状况	75.48 ± 14.11
爱和归属需求满足状况	71.92 ± 18.96
自尊需求满足状况	83.25 ± 18.73
自我实现需求满足状况	53.2 ± 13.13
总量表	71.38 ± 13.54

对家庭护理质量的5个维度得分进行方差分析，差异非常显著（如表7-3）。

表7-3 家庭护理质量5个维度的方差分析

平方和	自由度	均方	F	p	
组间	104308.6	4	26077.15	95.65	.000
组内	275360.6	1010	272.63		
总计	379669.2	1014			

事后检验显示，患者自我实现需求满足水平显著低于其他四种需求满足水平，归属和爱的需求满足水平显著低于安全需求、生理需求和自主需求满足水平，安全需求和生理需求满足水平无显著差异，但都显著低于自

尊需求满足水平，显著性水平为 p<0.05，如图 7-1 所示。

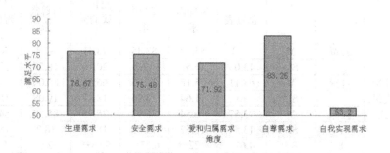

图 7-1 家庭护理质量各维度状况

3、老年脑卒中患者家庭护理质量在不同人口学变量上的特点

以家庭护理质量总量表的得分和各维度的得分为因变量，以患者的性别、来源地、脑卒中次数、医疗支付方式、脑卒中类型、婚姻状况和是否与子女住为自变量进行方差分析。结果如表 7-4 所示。

表 7-4 家庭护理质量在患者不同人口学变量 和疾病相关变量上的特点（M，SD）

			总量表	生理需求	安全需求	爱和归属的需求	自尊需求	自我实现的需求
性别	男	M	71.52	76.79	75.88	70.66	83.05	54.8
		SD	13.89	13.18	14.22	19.87	18.18	16.81
	女	M	71.19	76.5	74.94	73.64	83.53	51.03
		SD	13.13	12.03	14.02	17.61	19.55	17.41
	F		0.03	0.03	0.22	1.23	0.03	2.41
来源	城市	M	77.24	81.37	81.4	79.07	90.89	56.07
		SD	12.68	10.63	12.71	17.7	14.38	20.23
	农村	M	67.07	73.21	71.14	66.67	77.64	51.09
		SD	12.54	12.99	13.55	18.18	19.59	14.15
	F		33.33**	22.71**	29.95**	23.59**	28.18**	4.26*
脑卒中次数	1	M	71.75	77.61	75.4	72.99	83.33	53.93
		SD	13.51	11.49	13.71	18.44	19.41	16.98
	≥ 2	M	70.76	75.23	75.51	70.28	83.13	52.08
		SD	13.83	14.3	15.01	19.79	18.13	17.35
	F		0.26	1.7	0.003	0.98	0.005	0.57

续表

			总量表	生理需求	安全需求	爱和归属的需求	自尊需求	自我实现的需求
医疗费用支付方式	公费	M	75.3	85.57	83.45	73.41	87.3	50.79
		SD	13.03	11.59	12.2	20.18	16.59	15.14
	自费	M	68.11	75.18	72.35	66.56	80.04	52.4
		SD	13	11.64	13.26	18.47	19.08	15.64
	医保	M	73.57	76.54	76.93	75.95	85.59	54.63
		SD	13.57	12.62	14.21	18.37	18.2	18.14
	F		4.67*	6.22**	6.23**	5.68**	2.5	0.65
婚姻状况	已婚	M	72.21	77.35	75.79	73.19	83.55	54.97
		SD	12.85	12.55	13.62	18.5	18.3	16.76
	丧偶	M	68.65	74.22	74.39	67.86	82.31	47.39
		SD	15.26	12.86	15.71	20.05	20.25	17.09
	F		2.6	2.29	0.36	2.96	0.16	7.5*
是否与子女同住	是	M	70.17	76.78	75.37	70.18	81.7	50.44
		SD	13.42	12.35	14.26	19.11	18.69	16.15
	否	M	72.6	76.56	75.6	73.68	84.82	56
		SD	13.62	13.06	14.04	18.74	18.72	17.7
	F		1.64	0.01	0.01	1.74	1.41	5.47*
脑卒中类型	1	M	71.43	77.02	75.89	71.26	83.68	53.1
		SD	13.8	13.1	13.91	19.04	18.58	17.49
	2	M	73.64	77.03	76.62	76.02	84.96	56.1
		SD	10.95	9.68	12.27	17.99	18.56	16.09
	F		0.9	0	0.92	2.04	0.15	0.97

注：* 表示 $p<0.05$，** 表示 $p<0.01$。脑卒中类型：1 表示脑梗塞（或脑血栓），2 表示脑出血，而"蛛网膜下腔出血"仅 3 例，不能做 F 检验，故略去。"婚姻状况"这一变量中，由于"未婚"仅 2 人，"离异"人数为 0，因此只列出"已婚"（即配偶尚在）和"丧偶"两种情况。

方差分析显示，老年脑卒中患者的家庭护理质量的总量表得分和各维度得分在性别、脑卒中次数和脑卒中类型上都没有显著差异，但在来源（城乡）、医疗费用支付方式、婚姻状况以及是否与子女同住等变量上却表现出了不同程度的差异。

城市和农村的老年脑卒中患者的家庭护理质量无论是在总体上，还是在各个维度上均有着显著差异。家住城市的患者受到的家庭护理质量显著高于家住农村的患者。医疗费用支付方式不同的患者受到的家庭护理质量在某些方面也有着显著的差异。事后检验显示，这种差异不仅表现在公费医疗的患者的家庭护理质量在总体上高于自费医疗的患者，而且更突出地表现为公费医疗的患者受到的家庭护理质量在生理需求和安全需求维度上的满足程度显著高于自费医疗和医疗保险的患者，显著性水平为 $p<0.05$。配偶尚在的患者（即已婚）在自我实现需求维度上的满足程度显著高于丧偶的患者。与子女不住在一起的患者在自我实现需求维度上的满足程度显著高于与子女住在一起的患者。

（二）家庭照料者基本心理需要满足与家庭护理质量的关系

1、基本心理需要满足与家庭护理质量的相关分析

为了解基本心理需要与家庭质量之间的相关，对基本心理需要总量表的平均分、各维度平均分和家庭护理质量总量表得分、各维度得分进行 Pearson 相关统计，求取相关系数，结果见表7-5。

表 7-5 家庭照料者基本心理需要满足与家庭护理质量的相关

	生理需求	安全需求	爱和归属需求	自尊需求	自我实现需求	总体护理质量
关系需要	0.4**	0.49**	0.76**	0.58**	0.49**	0.71**
自主需要	0.41**	0.49**	0.51**	0.43**	0.45**	0.58**
能力需要	0.37**	0.41**	0.47**	0.33**	0.28**	0.47**
总体需要	0.47**	0.56**	0.56**	0.56**	0.52**	0.73**

注：** 表示 $p<0.01$

结果显示，家庭照料者基本心理需要满足程度与其提供的家庭护理质量之间有着非常显著的正相关。家庭照料者关系需要的满足程度与患者较高层次需求（爱和归属需求、自尊需求和自我实现需求）满足之间的相关高于其他两种基本心理需要与之的相关，提示家庭照料者关系需要的满足与患者较高层次需求的满足有着更为密切的关系。相对其他两种基本心理需要满足与患者生理需求和安全需求满足之间的相关，家庭照料者自主需

要满足与患者这两种需求的满足有更高的相关，提示家庭照料者自主需要满足与患者生理需求和安全需求的满足有更为密切的关系。家庭照料者能力需要的满足尽管与家庭护理质量的各维度均显著相关，但相关程度均低于其他两种基本心理需要。

2、基本心理需要满足对家庭护理质量的预测

前述分析显示，患者居住地（城乡）、医疗费用支付方式和家庭照料者的三种基本心理需要满足均与家庭护理质量有显著相关。为进一步考察三种基本心理需要满足对家庭护理质量的预测作用，采用分层回归分析方法：首先，在第一步采用强迫进入的方法纳入患者居住地和医疗费用支付方式；然后，在第二步采用强迫进入的方法引入家庭照料者的三种基本心理需要满足，以考察在控制了患者居住地和医疗费用支付方式后其对家庭护理质量的预测作用。结果见表7-6。

表7-6 家庭照料者基本心理需要满足和家庭护理质量的回归分析（n=203）

变量	模型1		模型2	
	β	t	β	t
控制变量				
医疗费用支付方式	0.08	1.26	0.01	0.28
患者居住地	−0.37	−5.5**	−0.15	−2.95**
基本心理需要满足				
关系需要满足			0.49	7.46**
自主需要满足			0.22	3.57**
能力需要满足			0.08	1.26
F	15.61**		51.09**	
R2	0.14		0.57	
⊿F			64.57**	
⊿R2			0.43	

注：** 表示 $p < 0.01$

结果显示，在模型1和模型2中，患者居住地的效应显著，医疗费用支付方式的效应不显著。在模型2中，家庭照料者的关系需要满足和自主需要满足的效应显著。在控制了可能影响家庭护理质量的患者居住地和医疗费用支付方式两个变量之后，家庭照料者的基本心理需要满足所解释的方差变异量为43%。可见，家庭照料者的基本心理需要满足程度对其提供的家庭护理质量有着非常重要的影响。

（三）家庭照料者基本心理需要满足对家庭护理质量的影响：以工作投入为中介变量

1、基本心理需要满足、工作投入与家庭护理质量的相关分析

为了便于从整体上认识三个变量之间的关系，对家庭照料者基本心理需要满足各维度（关系需要、自主需要、能力需要）、工作投入各维度（活力、奉献和专注）以及家庭护理质量总得分之间进行相关分析，结果如表3-3-7所示。

表7-7 基本心理需要满足、工作投入和家庭护理质量之间的相关分析矩阵

	关系需要	自主需要	能力需要	活力	奉献	专注	护理质量
关系需要	1						
自主需要	0.57**	1					
能力需要	0.58**	0.52**	1				
活力	0.55**	0.31**	0.52**	1			
奉献	0.52**	0.3**	0.44**	0.64**	1		
专注	0.58**	0.49**	0.51**	0.69**	0.71**	1	
护理质量	0.71**	0.58**	0.47**	0.43**	0.43**	0.57**	1

注：** 表示 $p<0.01$

结果显示，作为预测变量的基本心理需要满足各维度与作为中介变量的工作投入各维度以及结果变量的家庭护理质量之间均有非常显著的相关。

2、基本心理需要满足对家庭护理质量的作用机制

为了考察家庭照料者基本心理需要满足对家庭护理质量的具体作用机

制，本研究以工作投入的三个维度为中介变量建构模型。首先，以三种基本心理需要的满足水平：关系需要、自主需要和能力需要，为自变量；以工作投入的三种状态：活力、奉献和专注，为中介变量；以家庭护理质量的总体水平为因变量，建立饱和模型。使用 Amos7.0 进行检验发现，模型各项拟合指数均无法达到理想状态，但关系需要、自主需要和中介变量中的"活力"对因变量的路径系数显著，而能力需要到因变量的路径系数虽不显著，但到"活力"的路径系数是显著的。根据这一结果，对饱和模型进行修正，修正后的模型如图 7-2 所示，并使用 Amos7.0 对修正模型进行检验，饱和模型和修正模型的拟合指数见表 7-8。

表 7-8 基本心理需要满足、工作投入和家庭护理质量的饱和模型与修正模型的拟合指数

拟合指标	$\chi 2$	df	$\chi 2/ df$	RMSEA	NEI	CFI	GFI
饱和模型	157.618	3	52.539	0.505	0.797	0.81	0.795
修正模型	0.046	1	0.046	0	1	1	1

一般认为，卡方／自由度小于 2，其他拟合指数如 NEI、CFI 和 GFI 大于 0.9，RMSEA 小于 0.1，表示模型具有理想的拟合度。本研究中修正模型的各拟合值均达到了非常理想的状态。

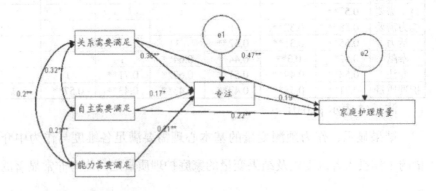

图 7-2 基本心理需要满足、专注和家庭护理质量的路径模型

从图中可以看出，关系需要和自主需要的满足除了通过影响家庭照料

者在照料过程中的专注程度间接作用于家庭护理质量之外，还直接影响家庭护理质量，而能力需要的满足则只是通过影响照料过程中的专注程度来影响家庭护理质量。

（四）照料心理表征对专注中介作用的调节

Muller 等（2005）指出有调节的中介效应是指中介变量对预测变量与因变量的中介作用的大小依赖于调节变量。具体而言，有调节的中介效应体现为预测变量对中介变量的影响程度取决于调节变量，或者是体现为中介变量对因变量的影响程度取决于调节变量，或者是两者兼有（辛自强等，2007）。以下是有调节的中介作用示意图（图 7-3）。

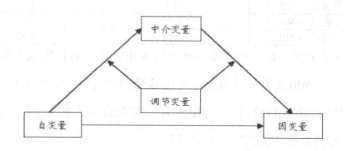

图 7-3 有调节的中介作用示意图

1、照料心理表征对关系需要满足影响家庭护理质量中介机制的调节

由图 7-2 可知，关系需要满足对家庭护理质量总体水平的影响中，专注起着部分中介作用。根据自变量和调节变量均为连续变量的调节作用的惯常做法，先将自变量关系需要满足、中介变量专注和调节变量照料心理表征各维度进行中心化处理，并计算出关系需要满足与照料心理表征各维度、专注与照料心理表征的交互作用项。

然后，以关系需要满足、照料心理表征各维度和二者的交互作用项一起作为预测变量，以专注为因变量采用强迫进入法进行回归分析。结果显示，整体模型具有显著意义，其中关系需要满足、对提供有效帮助的能力的意识对专注具有显著的正向预测作用，而助人的利己主义动机对关系需要满足和专注的关系具有显著的负向调节作用，即助人的利己主义动机将减弱关系需要满足对专注的积极作用。具体结果见表 7-9。

表 7-9 照料心理表征对关系需要满足与专注关系的调节作用

预测变量	β	t
关系需要满足	0.51	8.13**
MRC1	0.03	0.55
MRC2	0.07	1.14
MRC3	0.22	2.7**
MRC4	0.004	0.07
MRC5	0.07	0.96
关系需要满足 × MRC1	0.04	0.65
关系需要满足 × MRC2	−0.07	−1.29
关系需要满足 × MRC3	0.14	1.9
关系需要满足 × MRC4	−0.13	−2.02*
关系需要满足 × MRC5	−0.12	−1.49

注：* 表示 $p < 0.05$，** 表示 $p < 0.01$。MRC1 为"对识别他人需要的能力的意识"，MRC2 为"对他人是否应该受助的评价"，MRC3 为"对提供有效帮助的能力的意识"，MRC4 为"助人的利己主义动机"，MRC5 为"助人的利他主义动机"。（下同）

最后，以关系需要满足、照料心理表征各维度、专注、关系需要满足和照料心理表征各维度的交互作用项以及专注与照料心理表征各维度的交互作用项一起作为预测变量，以家庭护理质量为因变量进行回归分析。结果显示，交互作用项不显著，说明照料心理表征各维度对中介变量专注与因变量家庭护理质量的关系无显著的调节作用。

上述结果可用图 7-4 加以描述，图中实线代表确证的路线，虚线代表可能存在但实际上未被证实的路线。

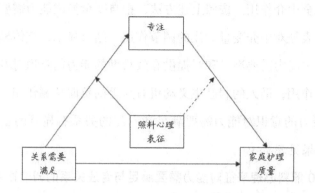

图 7-4 照料心理表征对中介变量专注的调节作用

2、照料心理表征对自主需要满足影响家庭护理质量中介机制的调节

由图 7-2 可知，在自主需要满足对家庭护理质量总体水平的影响中，专注起着部分中介作用。按照上述方法，把自变量换成自主需要满足，考察照料心理表征对中介变量专注的调节作用。结果显示，整体模型具有显著意义，但照料心理表征对自变量自主需要满足和中介变量专注的关系以及中介变量专注和家庭护理质量的关系都没有显著的调节作用（$p>0.05$），如图 7-5 所示。

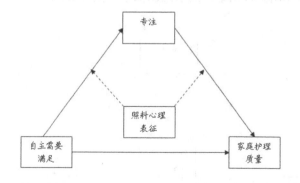

图 7-5 照料心理表征对中介变量专注的调节作用

3、照料心理表征对能力需要满足影响家庭护理质量中介机制的调节

由图 7-2 可知，在能力需要满足对家庭护理质量总体水平的影响中，专注起着完全中介作用。按照上述方法，把自变量换成能力需要满足，考察照料心理表征对中介变量专注的调节作用。结果显示，整体模型具有显著意义，其中能力需要满足和对提供有效帮助的能力的意识对专注有显著的正向预测作用，助人的利己主义动机有显著的负向预测作用，对识别他人需要的能力的意识对能力需要满足和专注的关系有显著的正向调节作用。具体结果见表7-10。

表7-10 照料心理表征对能力需要满足与专注关系的调节作用

预测变量	β	t
能力需要满足	0.41	6.61**
MRC1	–0.001	–0.02
MRC2	0.04	0.59
MRC3	0.21	2.52*
MRC4	–0.15	–2.5*
MRC5	0.05	0.67
能力需要满足 ×MRC1	0.15	2.22*
能力需要满足 ×MRC2	–0.006	–0.1
能力需要满足 ×MRC3	0.08	1.05
能力需要满足 ×MRC4	–0.11	–1.78
能力需要满足 ×MRC5	–0.11	–1.34

但照料心理表征各维度对中介变量专注与因变量家庭护理质量的关系无显著的调节作用。根据结果的示意图如下（图7-6）。

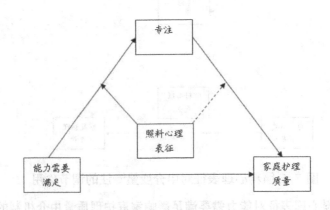

图7-6 照料心理表征对中介变量专注的调节作用

五、讨论

（一）老年脑卒中患者家庭护理质量状况分析

老年脑卒中患者家庭护理质量总体状况的结果显示，总体护理质量得分为 71.38，5 个维度中，自尊需求得分最高，自我实现需求得分最低。可将这一结果与黄丽钗（2007）的研究做一对比。在黄丽钗的研究中，家庭护理质量总分平均为 74.52，略高于本研究。这可能与两个研究的取样有关，黄丽钗的被试全部来自福州市，而本研究的被试还包括大量的农村家庭，农村的家庭护理质量显著低于城市也是本研究的结果之一。两个研究的最高得分项不一致，黄丽钗的研究中安全需求得分最高，本研究中自尊需求得分最高。这一现象的原因不好分析，但自尊需求维度仅两个项目容易引起评分偏差以及面谈收集数据的方式引起的社会赞许效应或许是影响因素。当然，也不能排除数据结果反映了被试本身的差异，因为在黄丽钗的研究中自尊需求的得分仅次于安全需求得分。两个研究的最低得分项获得了一致性结果，即自我实现需求得分最低。黄丽钗（2007）认为，这一方面与脑卒中患者的年龄、病情等客观情况有关，另一方面也与患者需求的表达及照料者对患者需求的满足方式密切相关。本研究认为前者是主要原因。研究者在收集数据的过程中发现，很多患者因疾病的关系生活难以自理，无力也不愿参与社会活动，甚至家庭事务。

进一步分析，老年脑卒中患者家庭护理质量主要在城乡、医疗费用支付方式上，在婚姻状况和是否与子女同住上也表现出了某些差异。前者，城乡以及医疗费用支付方式上的差异实质上是经济上的差异，这再次显示经济因素对一个老年脑卒中患者的强大影响力。黄丽钗（2007）和 Lee（2002）的研究也证实了这一点。脑卒中的康复需要强大的经济支持，主要费用包括健康照料、护理照料和劳动力的损失（Chevreul et al，2013）。后者，有配偶和不同子女同住的患者往往是重叠的，即有配偶的患者更愿意老两口相依为命，多数患者只有在没有配偶的情况下才与子女同住。本研究的结果显示，有配偶或不同子女同住的患者的家庭护理质量（总分和各维度得分）全部高于无配偶或同子女住的患者（虽不一定显著），提示由谁（配偶或非配偶）照料是家庭护理质量差异的重要原因。配偶照料者比子女照料者提供的家庭护理质量更高说明一个很重要的问题，即家庭照料是一个涉及多个方面的整体工作，因为按理说，比起年迈的配偶，成年子女在体力和精力上更充沛，也具有更好的学习新知识的能力，但这些并不能起到提高护理质量的作用，反倒是各个方面都处于比较困难的状况的配偶提供的护理质量更高，这可能与配偶有更强烈的照料动力、更了解患者的需求、更懂得如何与患者沟通等等有关，表明家庭护理之中，心理需求的满足更为重要。

（二）家庭照料者基本心理需要满足与家庭护理质量的关系分析

家庭照料者基本心理需要满足程度与其提供的家庭护理质量之间有着非常显著的正相关。这一结果证明本研究的基本假设得到验证，即自我决定理论同样适用于家庭照料领域。以基本心理需要为基础的个体动力系统与个体的行为表现已经得到多个领域的验证。如在运动训练领域的研究显示，基本心理需要的满足能够有效地预测个体的训练行为和运动表现（Hagger & Chatzisarantis，007），缓解运动员的心理疲劳（孙国晓，张力为，2012）；基本心理需要满足与学习表现（Grolnick & Ryan，1987；张荣华，2007）以及工作绩效（Deci et al.，2001；门一等，2015）之间的关系也得到广泛证明。总之，个体基本心理需要满足状况与其行为表现之间的关系既显而易见，又至关重要。

具体到老年脑卒中患者的家庭护理质量，进一步回归分析显示，在控制了可能产生影响的人口学变量的情况下，关系需要和自主需要的满足对家庭护理质量有显著的预测作用。家庭照料者的关系需要满足很大程度来源于护患关系，这一领域的研究也非常强调双方关系质量的重要性（Mehta，2000；Quinn，Clare，Woods，2009；Petrowski & Stein，2016）。Long 和 Mancini（1989）在有关成年子女家庭照料的研究中指出，成年子女和老年父母的亲近感，会促使成年子女无条件地照料老年父母。Rees 等（2001）指出，当长时间提供照料时，患者 – 配偶之间关系质量变得越来越重要。袁小波（2013）认为，在老年家庭长期照料中，积极的家庭关系能够为成年子女照料父母提供强有力的动力来源和精神支持，也有助于缓解成年子女的照料负担和压力，从而为探索提高老年家庭照料质量提供启发。研究者调查访谈过程中也发现，积极的家庭照料者经常会绘声绘色地描述照料过程中的趣事，而这正是关系需要得以满足的一种体现。自主需要的满足对行为的预测作用也得到了广泛关注，这也是很多研究者（Askham，1998；Banks，1999）强调主动选择在家庭照料中的重要意义的原因。有关自主性重要性的研究结果很多，简而言之，破坏自主性的因素也常常会削弱内在动机、创造性、自我动机、自信、兴趣以及活力。缺乏自主性的支持与低自尊、衰弱或矛盾动机，以及其他病态心理的各项指标相关（Kasser & Ryan，1999）。因此，自主需要的满足怎样强调都不过分。然而，由于领域的特殊性，家庭照料者的自主性终究是有限的，于是有研究者提出社会支持和暂托照料（respite care）应该是有规律有计划地提供，而不仅仅是对护理危机的一种反应（Rees et al.，2001）。这实际上是针对长期家庭照料者自主需要满足的一项干预措施。能力需要满足对家庭护理质量的预测作用不显著是一个值得注意的结果。结合访谈和调查过程的情况，研究者认为，这可能与本研究把能力需要满足的操作定义集中在对行为有效性的感受有关，这样做导致的结果是：无论家庭照料的真实情况如何，家庭照料者都会强调自己付出的努力和功劳。换句话说，能力需要的满足状况并不完全是个体实际能力的反映，因而也不必然影响客观的家庭护理质量。

（三）家庭照料者基本心理需要满足对家庭护理质量的作用方式分析

基本心理需要满足对动机的预测作用已得到了多个研究的验证。在工作环境下，动机强度在很大程度上反映在个体的工作投入水平上。Deci 等（2001）的研究显示，提供自主支持能提高企业员工基本心理需要的满足水平，并转而提高工作投入水平。还有研究（张琳琳，2008）认为，工作投入就是基本心理需要得到满足的一种表现。工作投入与工作绩效的关系问题也是很多研究者关注的问题。例如，一项针对宾馆饭店服务人员的调查表明（Salanova et al.，2005），从业人员工作越投入，服务质量和客户满意度越高。这些研究结果或观点尽管不是针对家庭照料经验的，但为本研究探讨基本心理需要满足起作用的机制有启发作用。在此基础上，本研究假定基本心理需要满足通过影响家庭照料者在照料中的投入程度为中介的。这种提法显然过于笼统和简单，研究者更想揭示的是哪种基本需要满足通过照料投入的哪个方面来影响家庭护理质量。

Schaufeli 等（2002）将工作投入定义为一种积极的、令人满意的、与工作相关的心理状态，以活力、奉献和专注为特征。活力表现为在工作中精力充沛、富有韧性、积极努力，勇于克服困难；奉献表现为对工作热情的投入，能够从中感受到自己存在的意义，富有激情、充满灵感与自豪感、敢于接受挑战；专注表现为工作时注意力高度集中，并快乐的沉浸其中，任凭时间飞逝也很难从工作状态中脱离出来。工作投入并非一种瞬间的、具体的情绪状态，而是一种持续的、蔓延的心境，是一种不受任何特殊个体、客体、事件和行为影响的情感认知状态，同时也有别于个体的人格特征。本研究对以这一概念为基础的工作投入工具，根据家庭照料的特点进行了个别词句的修改。路径分析的结果显示，三种基本心理需要满足对家庭护理质量的影响均以专注为中介变量。可见，在老年脑卒中患者的家庭照料这一特定环境中，内在动力主要通过增强家庭照料者的注意力来提高行为的有效性。在实际的访谈和调查过程中，不同的家庭照料者对时间的感受性有明显的差异，有些觉得一日如白驹过隙，有些则觉得度日如年。这反映的大概就是这种照料专注程度的差异吧！值得注意的是，能力需要满足虽不能直接提高家庭护理质量，却能提高照料投入程度，从而间接影响家庭护理质量。

（四）照料心理表征对专注中介作用的调节效应分析

需要虽然是动机的内部条件，但不是动机本身。也就是说，即使有同样的需要，也不必然有同样的动机强度。同样，动机与行为表现的关系是错综复杂，而不是完全一致的（时蓉华，1998），即相同的动机会有不同的行为表现。这表明从需要到动机或从动机到行为都可能受到某种或某些因素的调节。具体到本研究的老年脑卒中家庭照料领域，家庭照料者的基本心理需要满足通过影响工作投入（主要是专注）进而影响家庭护理质量。根据上述逻辑，基本心理需要满足对专注的影响或专注对家庭护理质量的影响会受到第三个变量的调节吗？由于受已有研究（Feeney & Collins，2001）的启发，本研究以照料心理表征为调节变量对这一问题进行考察。照料心理表征是和照料有关的一些心理特征，有些心理特征有助于个体成为一个更好的照料者，有些则会阻碍个体成为一个好的照料者。换句话说，这些特质属于个体人格当中那些与照料活动有关的部分，它们可能在照料动机转化为照料效果的过程中起到重要的促进或阻碍作用。

结果显示，"助人的利己主义动机"对关系需要满足和专注的关系具有显著的负向调节作用。这意味着一个助人的利己主义动机较高的家庭照料者会削弱关系需要满足对专注的作用，进而影响家庭护理质量。可见，如果一个家庭照料者照料患者的目的主要是为了自身的利益，就算与患者保持了较亲密的关系，也可能有不好的家庭护理结果。这或许可以帮助解释那些护患关系亲密却护理情况不佳的现象。再有，"对识别他人需要的能力的意识"对能力需要满足和专注的关系有显著的正向调节作用。这意味着能敏感地意识到他人需要的家庭照料者能够促进行为有效感和掌控感对专注的作用，进而影响家庭护理质量。这有助于解释那种有着同样的照料有效感但在实际的照料效果上却差异显著的现象。

六、结论

（1）203例老年脑卒中患者的家庭护理质量总分平均为71.38，5个维度中，以自尊需求得分最高，自我实现需求得分最低。具体而言，患者自我实现需求满足水平显著低于其他四种需求满足水平，归属和爱的需求满足水平显著低于安全需求、生理需求和自主需求满足水平，安全需求和生理需求满足水平无显著差异，但都显著低于自尊需求满足水平。

（2）老年脑卒中患者的家庭护理质量在来源（城乡）、医疗费用支付方式、婚姻状况以及是否与子女同住表现出了不同程度的差异。具体而言，家住城市的患者受到的家庭护理质量显著高于家住农村的患者；公费医疗的患者的家庭护理质量不仅表现在总体上高于自费医疗的患者，而且更突出地表现为公费医疗的患者受到的家庭护理质量在生理需求和安全需求维度上的满足程度显著高于自费医疗和医疗保险的患者；配偶尚在的患者（即已婚）在自我实现需求维度上的满足程度显著高于丧偶的患者；与子女不住在一起的患者在自我实现需求维度上的满足程度显著高于与子女住在一起的患者。

（3）家庭照料者的基本心理需要满足与家庭护理质量呈显著正相关。在控制了可能影响家庭护理质量的患者居住地和医疗费用支付方式两个变量之后，家庭照料者的基本心理需要满足所解释的方差变异量为43%。

（4）家庭照料者的关系需要、自主需要和能力需要对家庭护理质量的影响以专注为中介变量。专注在关系需要和自主需要满足的作用机制中起部分中介的作用，在能力需要的作用机制中起完全中介的作用。

（5）照料心理表征对专注中介作用的调节作用分析显示，助人的利己主义动机对关系需要满足和专注的关系具有显著的负向调节作用，对识别他人需要的能力的意识对能力需要满足和专注的关系有显著的正向调节作用。

附录1：被试基本信息调查表

以下是您（照料者）的基本信息，请按实际情况填写。

1、性别：（1）男（2）女

2、年龄：　　周岁

3、职业：（1）有（2）无

4、文化程度：（1）小学及以下（2）初中（3）高中或中专（4）大专（5）本科及以上

5、与患者关系：（1）配偶（2）儿子/女儿（3）其他亲属（如媳妇/女婿、兄弟姐妹等）

6、照顾时间：共　　月，平均每天　　小时

7、是否接受过相关的照料知识或技能的指导？（1）是（2）否

8、大概有多少人经常协助照料者？　　人

9、对自己健康状况的看法：

（1）健康状况良好，能照顾患者

（2）健康状况欠佳，但尚能应付照顾工作

（3）健康状况差，难以应付照顾工作

10、目前照料患者所需的费用是否足够？（1）是（2）否

以下是您照料的中风老年人的基本信息，请按实际情况填写。

1、性别：（1）男（2）女　　　　2、年龄：　　周岁

3、婚姻：（1）未婚（2）已婚（3）离异（4）丧偶

4、文化程度：（1）小学及以下（2）初中（3）高中或中专（4）大专（5）本科及以上

5、是否与子女同住：（1）是（2）否

6、医疗费用支付方式：（1）公费 （2）自费 （3）医疗保险

7、脑卒中类型：（1）脑梗塞 （2）脑出血 （3）蛛网膜下腔出血

8、脑卒中次数：   次；脑卒中病程：   月（以首次发作时间计算）

9、在家庭护理过程中，患者的配合程度：

（1）非常配合 （2）比较配合 （3）基本配合 （4）不太配合 （5）不配合

附录2：Utrecht 工作投入量表（Utrecht Work Engagement Scale, UWES）

如果把您对中风老年人提供的家庭护理当作一项工作，以下的 17 个句子是有关您在这项工作中的感受的陈述。请仔细阅读，并确定您是否曾在护理中风老年人的过程中有这样的感受，并在题后勾出最能描述您有类似感受的频繁程度的数字。数字表示的意义如下：

0 从来没有，1 一年几次或更少，2 一个月一次或更少，3 一个月几次，4 一周一次，5 一周几次，6 每天都有

	从来没有	一年几次	一月一次	一月几次	一周一次	一周几次	每天都有
1、在照料过程中，我感到自己充满活力。	0	1	2	3	4	5	6
2、我觉得我的照料目标明确，且很有意义。	0	1	2	3	4	5	6
3、当我照料他时，时间总是过得飞快。	0	1	2	3	4	5	6
4、在照料过程中我觉得自己精力旺盛。	0	1	2	3	4	5	6
5、我对照料他充满了热情。	0	1	2	3	4	5	6
6、当我在照料他时，我忘记了周围的一切事情。	0	1	2	3	4	5	6
7、照料他激发了我的灵感。	0	1	2	3	4	5	6
8、早晨一起床，我就想去照料他。	0	1	2	3	4	5	6
9、当照料繁忙时，我会感到快乐。	0	1	2	3	4	5	6
10、我为自己照料他感到自豪。	0	1	2	3	4	5	6
11、我沉浸于我对他的照料当中。	0	1	2	3	4	5	6
12、我可以一次连续照料很长时间。	0	1	2	3	4	5	6
13、对我来说，我对他的照料具有挑战性。	0	1	2	3	4	5	6
14、我在照料他时会达到忘我的境界。	0	1	2	3	4	5	6

续表

	从来没有	一年几次	一月一次	一月几次	一周一次	一周几次	每天都有
15、照料他时，我能很快从精神疲劳中恢复过来。	0	1	2	3	4	5	6
16、我感觉我不照料他就不踏实。	0	1	2	3	4	5	6
17、即使照料得不顺利，我也总能够锲而不舍。	0	1	2	3	4	5	6

附录3：照料心理表征量表（Mental Representation of Caregiving Scale，MRC）

下面的 27 个句子是有关人们对自己助人的能力、态度和动机的描述，答案没有对错或好坏之分，请您根据自己的实际情况在符合您情况的数字上打"√"。

	完全不符合	基本不符合	比较不符合	一般符合	比较符合	基本符合	完全符合
1、即使他人的需求和感受与我的不一样，我也能很好地识别它们。	1	2	3	4	5	6	7
2、有时候，当别人向我求助时，我注意不到。	1	2	3	4	5	6	7
3、一个人应该自助，而不是依赖他人的帮助。	1	2	3	4	5	6	7
4、当有这样的机会时，我很享受帮助那些需要帮助的人。	1	2	3	4	5	6	7
5、即使别人不会感谢我，我也知道在恰当的时候给那些有需要的人提供帮助。	1	2	3	4	5	6	7
6、助人通常是浪费时间。	1	2	3	4	5	6	7
7、只有当我从助人行为中得到一些有价值的东西时，我才会帮助他人。	1	2	3	4	5	6	7
8、对我来说，觉察到他人的烦恼或担忧是困难的。	1	2	3	4	5	6	7
9、我坚信，必要时，一个人应该自己拿主意，而不是依靠他人的意见。	1	2	3	4	5	6	7
10、我有时觉察不到出现在我前面的有关他人感受的细微迹象。	1	2	3	4	5	6	7
11、遇到麻烦时，人应该自己照顾自己，而不是依靠他人。	1	2	3	4	5	6	7
12、帮助那些需要帮助的人，我感觉好极了。	1	2	3	4	5	6	7
13、我知道我能帮助那些需要帮助的人。	1	2	3	4	5	6	7
14、当他人想要我帮他们解决问题时，我会去帮他们。	1	2	3	4	5	6	7

续表

	完全不符合	基本不符合	比较不符合	一般符合	比较符合	基本符合	完全符合
15、当我帮助他人时，我有时候会感到自己正在被利用。	1	2	3	4	5	6	7
16、当他人处在压力之下时，我经常未能觉察表明其感受的线索。	1	2	3	4	5	6	7
17、助人没有带给我什么。	1	2	3	4	5	6	7
18、当他人遇到麻烦时，我通常知道怎么帮助他。	1	2	3	4	5	6	7
19、经常求助的人只是因为懒惰的，他实际上不需要任何帮助。	1	2	3	4	5	6	7
20、我能够帮助他人自己解决问题，而不是由我主导来替他人解决问题。	1	2	3	4	5	6	7
21、帮助他人时我也希望获得一些个人酬劳。	1	2	3	4	5	6	7
22、在我看来，一个人应该独立解决自己的问题。	1	2	3	4	5	6	7
23、人们往往比较信任我。	1	2	3	4	5	6	7
24、帮助他人也希望他人将来帮助我。	1	2	3	4	5	6	7
25、我往往会错过或"误读"他人向我求助的信号。	1	2	3	4	5	6	7
26、我喜欢帮助他人，因为这给了我一种控制感。	1	2	3	4	5	6	7
27、我能够使用有效的方法缓解他人的痛苦。	1	2	3	4	5	6	7

附录4：中风（脑卒中）患者家庭护理质量量表

量表主要是评价"现在"的家庭护理情况，但涉及频率的评价项目如沐浴或床上擦浴频率、家庭用药等则是评价"过去两周"的情况。

1、穿着

（1）衣服过厚或过薄，或有污垢或异味

（2）衣服厚度符合季节气候，且清洁

（3）衣服厚度合适，整洁、美观，宽松、舒适

2、指甲即脚趾甲

（1）指甲过长甚至弯曲，污垢多

（2）指甲稍长，指缝内有少量污垢

（3）指甲长度合适且清洁

3、沐浴或床上擦浴频率

（1）每周 <1 次

（2）每周 1 次

（3）每周 >1 次

4、头面部的清洁

（1）头发有异味，头皮屑多，或打结；或胡须长而杂乱；或眼、耳、鼻可见大量分泌物堆积

（2）头发有少量头皮屑；或胡须稍长；或眼、耳、鼻有少量分泌物堆积

（3）头发整洁，无油垢、头皮屑；男性胡须整洁；且眼、耳、鼻均清洁，无分泌物堆积

5、口腔卫生

（1）口腔清洁平均一天少于一次

（2）口腔清洁一天一次

（3）口腔清洁一天一次以上

6、水分的获取

（1）饮水量 <1500ml/ 天，或口唇干裂脱皮，皮肤干燥、弹性差

（2）饮水量 1500-2000ml/ 天，或口唇有湿润感，皮肤弹性一般

（3）饮水量 ≥ 2000ml/ 天，或口唇湿润，皮肤光滑、弹性好

7、饮食结构

（1）饮食结构不合理，不符合患者的特殊饮食要求，出现饮食禁忌

（2）营养欠全面，但饮食结构基本合理，无出现饮食禁忌

（3）营养全面、均衡：足量高蛋白、蔬菜水果，低糖低盐低脂食物

8、皮肤的完整性

（1）有两处以上皮肤因压迫而发红或破损

（2）有一处皮肤因压迫而发红或破损

（3）全身皮肤完整，无压迫所致的发红或破损

9、肢体的活动（无偏瘫或偏瘫病程 >1 年的患者选 9.1 进行评价；偏瘫病程 ≤ 1 年的患者选 9.2）

9.1 关节的活动度

（1）肌肉明显萎缩，两个以上关节活动度较正常减少 10 度或完全僵硬

（2）肌肉稍萎缩，一个关节活动度较正常减少 10 度或完全僵硬

（3）肌肉有弹性，关节活动度正常

9.2 偏瘫肢体的功能锻炼

（1）方法错误，或无康复训练

（2）方法基本正确，但次数较少（每日 ≤ 2 次）

（3）方法正确，每日 >2 次

10、语言康复训练

A 患者是否有失语？（1）是（2）否

B 若是，如何进行语言康复训练？

（1）训练方法违反训练原则；或训练次数每周 <3 次

（2）照顾者基本上能按照训练原则训练患者，每周 3-6 次

（3）采取撅嘴、弹舌、鼓气、吹气等方法及听、写、看、读、说等多种方式训练，内容由简到繁、由少到多、先易后难、由浅入深，循序渐进；每日进行

11、便秘的处理

（1）不能正常排便三天以上予处理，或不予处理

（2）不能正常排便达三天予处理，或无便秘

（3）不能正常排便时，三天内予处理

12、家庭用药

（1）患者无法获得所需药物，或服药依从性差（经常不能按时按量服药，评均每周 >1 次）

（2）患者遵医嘱服用所需药物，但有时未按时按量服用（平均每周 ≤ 1 次）

（3）照顾者能提醒或监督患者正确用药，患者能遵医嘱按时按量服药

13、就医治疗

（1）患者有不适时，无就医治疗；或就医频率不符合医生的建议

（2）患者有不适时，能就医治疗，就医频率基本符合医生的建议

（3）患者有不适时，及时就医治疗，且就医频率符合医生的建议

14、脑卒中复发的预防

（1）患者和照顾者都不了解脑卒中复发的危险因素，无预防措施

（2）患者或照顾者有点了解脑卒中复发的危险因素，并注意避免

（3）患者或照顾者非常了解脑卒中复发的危险因素，并注意避免

15、睡眠的空间

（1）患者睡在卧室以外的地方，如厨房、走道

（2）床置于卧室内，但卧室活动空间狭小

（3）床置于卧室内，卧室宽敞，环境优美、安静

16、卧床的安全性

（1）床窄小，且无床栏，有跌倒的危险性

（2）床的大小适中，可翻身；无床栏

（3）床宽敞，可自由翻身；或有床栏，没有跌倒的危险性

17、卧室的采光、通风及温度

（1）窗户小，室内通风条件差，闷热或阴冷

（2）窗户大小合适，室内空气基本流通

（3）窗户大小合适，照明适当；室内温度适宜；定时开窗通风，室内空气新鲜

18、卧室内环境的整洁及安全

（1）用物极零乱，且明显会导致危险或阻碍活动（如电线散置地上）

（2）用物稍零乱，但不会导致危险或阻碍活动

（3）用物整洁，无杂乱物品堆积致危险或阻碍活动

19、表达情感

（1）照顾者很少与患者谈话或沟通

（2）患者要求时，照顾者能耐心倾听患者谈话

（3）照顾者经常主动与患者交流，并耐心倾听患者谈话

20、情绪支持

（1）照顾者没有注意患者的情绪变化；或对其情绪变化置之不理，不予支持

（2）照顾者偶尔注意患者的情绪变化，并予支持

（3）照顾者经常注意患者的情绪变化，并及时给予支持（如鼓励肯定患者，消除悲观情绪）

21、家人的关怀

（1）家人很少关心患者的健康状况

（2）家人偶尔关心患者的健康状况

（3）家人经常主动观察或询问患者的健康状况

22、参加朋友聚会或其他有益的社会团体活动

（1）没有注意患者此方面的需要

（2）鼓励患者参加但不陪伴，或患者不愿意参加；或患者因身体状况不能外出

（3）陪伴患者参加

23、得到尊重

（1）照顾者抱怨或辱骂患者

（2）照顾者未特别注意患者此方面的需要，但无辱骂或抱怨患者

（3）照顾者尊重患者，注意自己的言谈举止

24、个人形象及隐私

（1）患者形象差（如衣冠不整、蓬头垢面）；或隐私部位经常受暴露

（2）患者个人形象一般，隐私部位偶尔受暴露

（3）照顾者注意遮蔽患者的隐私部位；患者个人形象良好

25、日常生活自理训练

（1）无此训练

（2）有，但训练程度不够

（3）有，且符合患者恢复程度

26、社会适应能力

（1）因疾病等原因无法或无自信参加任何工作

（2）能进行一些力所能及的社会工作

（3）积极发挥个人能力，主动参加社会工作

27、个人价值在家庭中的体现与肯定

（1）家人拒绝让患者参与管理家庭活动，或患者因病情不愿参与

（2）能参与管理一些重要的家庭活动，处理重要的家事

（3）经常参与管理家庭活动，与家人共同讨论、处理家事

第八章
家庭照料者基本心理需要满足的影响因素及其作用机制

一、研究目的

从 20 世纪 80 年代开始大量出现的有关照料老年家庭成员的研究文献中，一开始主要关注照料的消极作用，后来关注的焦点慢慢转向照料的积极作用（苏薇 等，2007），而极少有研究考察照料任务对照料者更深层次的照料动力的影响。研究者们主要从应对压力的角度来看待照料者的照料行为。但研究动机的理论家认为，需要是一切行动的原动力，人的行为都是由基本需要所推动的。所以，从某种意义上讲，照料者进行家庭照料的过程是应对压力的过程，也是照料者寻求基本心理需要满足的过程，压力应对产生的更深层次的后果就是个体基本心理需要是否得到满足及其满足的程度，即压力应对的某些成果也同样可以用于预测个体基本心理需要的满足水平。现在家庭照料研究领域普遍接受的理论模型是 Lawton 等（1991）

提出的双因素模型，该模型认为，照料者根据被照料者的需求和自身拥有的可利用资源的情况，对当前环境进行评价，照料评价在照料行为和心理结果之间起中介作用，同时，照料评价分为积极评价和消极评价。自我决定理论中的认知评价理论（Deci et al，1980）认为内在动机产生是以个体基本心理需要的满足为前提，而个体基本心理需要的满足又是通过个体对外部事件的认知评价来实现的。因此，本研究将借鉴照料压力研究中的双因素模型，以探讨老年脑卒中患者家庭照料者基本心理需要满足的影响因素。

根据双因素模型，影响家庭照料者主观评价的因素主要包括两个方面，即压力源和个体所拥有的应对资源。已有资料显示（Hall et al，2014；Berg et al，2005），对于家庭照料中来说，来自患者的压力源主要由患者的功能丧失程度决定。个体所拥有的应对资源包括照料者的内部资源如收入、年龄、受教育水平等，相关知识和技能以及身体健康状况；外部资源主要是社会支持。在这些影响因素中，患者的功能丧失是构成本研究的基本前提；对掌握相关知识信心是个体应对压力的重要资源（Henriksson & Arestedt，2013），也是研究者对照料者进行干预的一个基本方面（Heuvel van den et al，2000；Lincoln et al，2003）；而社会支持作为一种重要的外部资源能有效地降低照料者的负担感（Link，2016；Baronet，2003）。因此，本研究将选择患者的功能独立性、照料者对相关知识的掌握信心和社会支持三个因素对照料者基本心理需要满足的双因素模型进行验证。

在文献基础上，本研究将实现以下目标：

（1）从压力源、照料者的内部资源和外部资源三个方面考察老年脑卒中患者家庭照料者的基本心理需要满足的影响因素；

（2）验证家庭照料者基本心理需要满足的双因素模型。

二、研究假设

假设1：压力源、家庭照料者的内部资源和外部资源与家庭照料者的基本心理需要满足有显著相关，具体如下：

①压力源对家庭照料者的总体基本心理需要满足有显著的负向预测作用；

②家庭照料者的内部资源对总体基本心理需要满足有显著的正向预测作用；

③家庭照料者的外部资源对总体基本心理需要满足有显著的正向预测作用。

假设2：照料者对家庭照料经验的评价与总体基本心理需要满足有显著相关，具体如下：

①负担感与基本心理需要满足呈显著负相关；

②照料满意感与基本心理需要满足呈显著正相关。

假设3：照料者基本心理需要满足的双因素模型得到验证，即患者的功能功能独立性、知识信心、社会支持以负担感和照料满意感为中介变量对家庭照料者的总体基本心理需要满足有显著的影响。

假设4：如假设3未被验证，则照料满意感对基本心理需要满足的影响受负担感的调节作用。

三、研究方法

（一）研究对象

同第六章中的研究被试。

（二）研究工具

1、自编的家庭照料相关信息调查表

包括照料者每天平均的照料时间、是否接受过有关照料知识或技能指导、协助照料的人数、照料者的健康状况自我评估、照料费用是否足够以及患者的配合程度。

2、家庭照料者基本心理需要满足量表（详见第六章中的"研究工具"）

3、功能独立性量表（Functional Independence Measure, FIM）

由 Granger 和 Hmilton 等（1986）编制，用于给医学康复期间的功能状况评估确定一个统一的标准。量表共 18 个项目，包括两个维度：运动功能独立性量表（motor-FIM），用于测量生理功能（如进食、梳洗和移动等）的依赖程度，13 个项目；认知功能独立性量表（cognitive-FIM），用于测量交流、社交和认知功能的依赖程度，5 个项目。量表采用 7 点评分，1表示"完全依赖"，7 表示"完全独立"。量表假设每个项目和每个项目的回答的权重是相等的，因此用总分表示功能的独立性程度，分值从 18-126，越高表示功能独立性越高，功能状况越好。该量表被广泛用于包括脑卒中患者在内的多类患者的功能状况评估，具有良好的信效度。在一项研究中，研究者（Stineman et al, 1996）对 FIM 在 20 种损伤性疾病患者测量中的信效度进行了分析，所有测试的项目区分效度超过了要求达到的最低标准，总量表和两个分量表的内部一致性系数从 0.86-0.97。本研究中，总量表的内部一致性系数为 0.94，两个分量表的内部一致性系数分别为 0.94和 0.84。

4、知识信心问卷

对张玲云等（2007）编制的问卷进行改编而成。问卷在参考大量脑卒中相关文献的基础上，经专家审阅修改而成，问卷共 20 道题，内容包括

三个部分：脑卒中相关知识，4个题目；康复知识4个题目；基础护理知识12个题目。原问卷要求被试对每个问题做出"是"或"不是"或"不知道"的回答，以便测查被试对知识的实际掌握情况。本研究根据研究的特殊目的，借用原问卷的题干部分，要求照料者对相关知识的掌握情况做出主观上的判断，以测查照料者对知识掌握的信心。由于原问卷并未有严格的结构论证，因此本研究中只采用总问卷的平均分。问卷采用5点评分，1表示"完全不了解"，5表示"非常了解"。分数越高，表明照料者在知识方面的信心越高。本研究中，问卷的内部一致性系数为0.95。

5、**交流社会支持量表**（Social Support Questionnaire for Transactions，SSQT）

由 Suurmeijer 等于1995年编制，最初用于测量患者的社会支持状况。量表包括5个维度：日常情绪的支持（Daily Emotional Support），5个项目；问题指向的情绪支持（Problem-oriented Emotional Support，PIS），5个项目；社交朋友，5个项目（Social Companionship，SC）；日常工具性支持（Daily Instrumental Support，DIS），5个项目；问题指向的工具性支持（Problem-oriented Instrumental Support，PIS），3个项目。共23个项目。量表试用于欧洲四个国家：荷兰、法国、瑞典和挪威，都有较好的信效度（Suurmeijer et al, 1995）。Sit 等（2004）将该量表应用于脑卒中患者家庭照料者的研究，内容效度（CVI）为0.81，内部一致性为0.84。本研究中，总量表的内部一致性系数为0.91，各维度的内部一致性系数从0.69到0.85。

6、**照料工作满意感量表**（Care Work Satisfaction Scale）

由 Orbell 等1993年编制，用于测量照料者对照料工作积极方面的评价，共6个项目，是从"完全同意（1）"到"完全不同意（7）"的七点自评量表。分数越高表示从照料活动中得到的满足感越少。内部一致性系数为0.95（Orbell et al, 1993）。样题："照料他/她（病人）让我自我感觉良好。""我觉得自己的照料工作很有价值和有意义。"本研究中，量表的内部一致性系数为0.88。

7、照料者负担指数（Caregiver Strain Index，CSI）

由Robinson于1983年编制，姜小鹰等于2006年修订，该量表的特点是简短易操作，被很多研究应用于测量脑卒中患者照料者的负担，修订后的量表符合国内的经济文化习惯。量表共13个项目，从社交、经济、身体、工作和心理方面测定照料者的压力，每个题目以"是""与"否"作答，得分范围为0到13，累积得分大于等于7分表示有照料压力，分数越高，压力越大。量表的内部一致性系数为0.82，且具有较好的内容效度和结构效度（姜小鹰 等，2006；Exel van et al，2004）。本研究中，量表的内部一致性系数为0.73。

（三）研究程序和数据处理

量表施测程序同第六章。

用SPSS13.0软件录入和管理数据，并进行相关分析、回归分析和方差分析，使用Amos7.0进行路径分析。

四、结果分析

（一）压力源与家庭照料者基本心理需要满足的关系

1、压力源与基本心理需要满足的相关分析

本研究中，压力源为患者的家庭照料者每天照料的平均时间和功能独立性程度。将照料者每天照料的平均时间、患者的运动功能独立性、认知功能独立性、总体功能独立性与家庭照料者基本心理需要满足的总体水平、

各维度得分进行 Pearson 相关分析，结果如表 8-1。

表 8-1 压力源与家庭照料者基本心理需要满足的相关

	基本心理需要满足	关系需要满足	自主需要满足	能力需要满足
每天平均照料时间	0.2**	0.09	0.25**	0.22**
运动功能独立性	0.11	0.14	0.08	−0.01
认知功能独立性	0.25**	0.29**	0.18*	0.09
总体功能独立性	0.16*	0.2**	0.12	0.02

注：* 表示 $p<0.05$，** 表示 $p<0.01$

结果显示，每天平均照料时间、患者的认知功能独立性和总体功能独立性与家庭照料者的基本心理需要满足总体水平显著正相关；患者的认知功能独立性和总体功能独立性与照料者的关系需要满足显著正相关；每天平均照料时间和患者的认知功能独立性与家庭照料者自主需要满足显著正相关；每天平均照料时间与能力需要满足显著正相关。

2、压力源对基本心理需要满足的预测

根据第六章的研究结果，家庭照料者的来源（城乡）、有无职业、年龄以及与患者的关系与其基本心理需要满足显著相关。为进一步考察压力源对家庭照料者基本心理需要满足的预测作用，采用分层回归分析方法：首先，在第一步采用强迫进入的方法纳入上述变量；然后，在第二步采用强迫进入的方法引入每天平均照料时间和患者的认知功能独立性，以考察在控制了人口学变量后压力源对家庭照料者基本心理需要的预测作用，结果见表 8-2。

表 8-2 压力源和家庭照料者基本心理需要满足的回归分析（n=203）

变量	模型 1		模型 2	
	β	t	β	t
控制变量				
年龄	−0.1	−1.04	−0.08	−0.9
来源	−0.27	−3.92**	−0.25	−3.64**
有无职业	0.06	0.87	0.08	1.11
与患者关系	−0.41	−4.42**	−0.33	−3.57**
压力源				

续表

变量	模型 1		模型 2	
	β	t	β	t
患者认知功能独立性			0.23	3.5**
F	12.63**	11.15**		
R2	0.22	0.27		
⊿F		6.65**		
⊿R2		0.05		

注：** 表示 p<0.01

结果显示，在模型 1 和模型 2 中，家庭照料者的来源和与患者的关系的效应显著。在模型 2 中，患者认知功能独立性效应显著，照料者每天平均照料时间效应不显著。在控制了可能影响照料者基本心理需要满足的人口学变量之后，患者认知功能独立性和照料者每天平均照料时间所解释的方差变异量为 5%，两模型解释率的差异显著，说明压力源对家庭照料者基本心理需要满足有显著的预测作用。

（二）家庭照料者的内部资源与其基本心理需要满足的关系

1、内部资源与基本心理需要满足的相关分析

本研究中，家庭照料者的内部资源为各种人口学变量、是否接受过照料知识或技能指导、照料费用是否足够、健康状况以及对自身拥有知识的信心。各种人口学变量与家庭照料者基本心理需要的相关分析在第五章中已经完成，这里仅分析其他内部资源与基本心理需要满足的关系。

由于是否接受过照料知识或技能指导和照料费用是否足够为分类变量，而基本心理需要满足为等距变量，因此对两者相关的分析采用 t 检验，结果见表 8-3。

表 8-3 家庭照料者基本心理需要满足在有无知识技能指导、照料费用是否足够上的特点

		总体满足		关系需要满足		自主需要满足		能力需要满足	
		M	SD	M	SD	M	SD	M	SD
知识技能指导	有	3.29	0.46	3.17	0.54	3.15	0.65	3.69	0.4
	无	2.95	0.59	2.85	0.7	2.69	0.83	3.45	0.52
	t	3.18**		2.5*		3.03**		2.52*	
照料费用	足够	3.07	0.485	2.98	0.69	2.9	0.72	3.45	0.51
	不够	2.96	0.61	2.85	0.69	2.68	0.89	3.53	0.51
	t	1.32		1.37		1.92		−1.08	

注：* 表示 p<0.05，** 表示 p<0.01

结果显示，接受过照料相关知识技能指导的家庭照料者和不接受过的家庭照料者基本心理需要满足的总体水平和各维度均表现出显著差异，而照料费用是否足够则没有这样的差异，说明家庭照料者基本心理需要满足与是否接受过照料相关知识技能指导有显著相关，而与照料费用是否足够没有显著相关。

将家庭照料者的健康状况、对自身拥有的知识的信心与其基本心理需要满足进行 Pearson 相关分析，结果如表 8-4 所示。

表 8-4 家庭照料者的健康状况、照料知识信心与基本心理需要满足的相关

	总体满足	关系需要满足	自主需要满足	能力需要满足
健康状况	0.14	0.25**	0.02	0.04
知识信心	0.42**	0.45**	0.34**	0.17*

注：* 表示 p<0.05，** 表示 p<0.01

结果显示，家庭照料者的健康状况与关系需要满足显著正相关，即健康状况越好，关系需要满足越低。对自身拥有的知识的信心与基本心理需要满足总体水平和各维度均显著正相关。

2、内部资源对基本心理需要满足的预测

以与基本心理需要满足相关的家庭照料者的来源（城乡）、有无职业、年龄、与患者的关系（配偶非配偶）、有无接受过知识技能指导和知识信

心为自变量，以基本心理需要满足的总体水平为因变量进行逐步回归分析，结果如表 8-5 所示。

表 8-5 家庭照料者内部资源与基本心理需要满足的回归分析

	自变量	B	β	t	R2	F
模型 1	知识信心	0.27	0.4	6.09**	0.16	37.12**
模型 2	知识信心	0.29	0.44	7.21**	0.3	41.26**
	与患者关系	−0.3	−0.37	−6.19**		

注：** 表示 p<0.01

结果显示，进入模型的有两个变量：知识信心、与患者关系，模型 1 的解释率为 16%，模型 2 的解释率为 30%，表明在家庭照料者的内部资源中，知识信心和是否配偶对基本心理需要满足有显著的预测作用。

（三）家庭照料者的外部资源与其基本心理需要满足的关系

1、外部资源与基本心理需要满足的相关分析

本研究中，家庭照料者的外部资源为协助照料的人数、患者的配合程度以及照料者感受到的外界不同方面的社会支持。将协助照料的人数、患者的配合程度、社会支持的总体水平及各维度与基本心理需要满足总体水平及各维度进行 Pearson 相关分析，结果见表 8-6。

表 8-6 家庭照料者的外部资源与基本心理需要满足的相关

	总体满足	关系需要满足	自主需要满足	能力需要满足
协助照料的人数	−0.001	0.08	−0.05	−0.1
患者的配合程度	0.44**	0.49**	0.3**	0.19**
总体社会支持	0.25**	0.24**	0.17**	0.22**
日常情绪支持	0.27**	0.24**	0.2**	0.28**
问题取向的情绪支持	0.33**	0.31**	0.24**	0.3**
社交友谊	0.06	0.14	−0.02	−0.04
日常工具性支持	0.07	0.03	0.08	0.12
问题取向的工具性支持	0.2**	0.18**	0.14	0.2**

注：** 表示 p<0.01

结果显示，协助的人数与家庭照料者基本心理需要满足总体水平及各

维度均无显著相关，而患者的配合程度、总体社会支持、日常情绪支持、问题取向的情绪支持则均有显著正相关，问题取向的工具性支持与基本心理需要的总体水平、关系需要满足、能力需要满足有显著正相关，与自主需要满足无显著相关。

2、外部资源对基本心理需要满足的预测

采用分层回归分析的方法，控制对基本心理需要满足可能产生影响的人口学变量家庭照料者的来源（城乡）、有无职业、年龄以及与患者的关系，考察患者的配合程度、日常情绪支持、问题取向的情绪支持和问题取向的工具性支持对基本心理需要满足的预测作用，结果如表8-7所示。

表8-7 家庭照料者的外部资源与基本心理需要满足的回归分析

变量	模型 1		模型 2	
	β	t	β	t
控制变量				
年龄	−0.13	−1.48	−0.12	−1.58
来源	−0.28	−4.07**	−0.22	−3.52**
有无职业	0.07	0.96	0.07	1.21
与患者的关系	−0.39	−4.51**	−0.39	−5.36**
外部资源				
患者的配合程度			0.33	5.63**
日常情绪支持			0.17	2.15*
问题取向的情绪支持			0.16	2.17*
问题取向的工具性支持			0.05	0.79
F	12.29**	19.01**		
R2	0.2	0.44		
△F		20.81**		
△R2		0.24		

注：* 表示 $p < 0.05$，** 表示 $p < 0.01$

结果显示，在模型1和模型2中家庭照料者的来源以及与患者的关系的效应均显著；在模型2中，患者的配合程度、照料者感受到的日常情绪支持、问题取向的情绪支持和问题取向的工具性支持的效应显著。在控制了可能影响因变量的人口学变量后，外部资源所解释的方差变异量为

24%，两模型解释率的差异非常显著，说明家庭照料者的外部资源对其基本心理需要的满足有显著的预测作用。

（四）家庭照料者的认知评估与其基本心理需要满足的关系

1、认知评估与基本心理需要的相关分析

家庭照料者对照料任务的认知评估主要包括两个方面：负担感和照料满意感。为从整体上了解家庭照料者负担感、照料满意感、基本心理需要满足总体水平及各维度的关系，对三者进行相关分析，结果如表 8-8 所示。

表 8-8 负担感、照料满意感和基本心理需要的相关分析矩阵

	负担感	照料满意感	总体满足水平	关系需要满足	自主需要满足	能力需要满足
负担感	1					
照料满意感	−0.08	1				
总体满足水平	−0.16*	0.57**	1			
关系需要满足	−0.16*	0.54**	0.91**	1		
自主需要满足	−0.15*	0.39**	0.84**	0.57**	1	
能力需要满足	−0.03	0.52**	0.74**	0.58**	0.52**	1

注：* 表示 $p<0.05$，** 表示 $p<0.01$

结果显示，家庭照料者负担感与照料满意感和能力需要满足无显著相关，但与基本心理需要满足的总体水平、关系需要满足和自主需要满足显著负相关，照料满意感则与基本心理需要满足的总体水平、关系需要满足、自主需要满足和能力需要满足显著正相关。

2、认知评估对基本心理需要满足的预测

采用分层回归分析的方法，控制对基本心理需要满足可能产生影响的人口学变量家庭照料者的来源（城乡）、有无职业、年龄以及与患者的关系，考察负担感和照料满意感对基本心理需要满足的预测作用，结果如表

8-9 所示。

表 8-9 负担感、照料满意感与基本心理需要满足的回归分析

变量	模型 1		模型 2	
	β	t	β	t
控制变量				
年龄	−0.13	−0.13	−0.12	−1.76
来源	−0.26	−3.81**	−0.21	−3.76**
有无职业	0.07	0.95	0.09	1.49
与患者的关系	−0.41	−4.72**	−0.39	−5.67**
认知评估				
负担感			−0.07	−1.35
照料满意感			0.53	10.35**
F	12.59**	31.91**		
R2	0.21	0.5		
⊿F		56.26**		
⊿R2		0.29		

注：** 表示 $p<0.01$

结果显示，在控制了人口学变量的情况下，家庭照料者的认知评估对其基本心理需要满足的解释率为 29%，但只有照料满意感有显著的预测作用，负担感的预测作用不显著。

3、照料满意感对基本心理需要满足的影响：以负担感为调节变量

先将自变量照料满意感和调节变量负担感中心化，以照料满意感、负担感和照料满意感 × 负担感为自变量，分别以基本心理需要满足总体水平、关系需要满足、自主需要满足和能力需要满足为因变量进行回归分析，如果照料满意感 × 负担感项的回归系数显著，那么负担感的调节作用显著。结果如表 8-10 所示。

表 8-10 负担感对照料满意感与基本心理需要满足关系的调节作用分析（β）

	照料满意感	负担感	照料满意感 × 负担感
总体满足	0.55**	−0.13*	0.11
关系需要满足	0.52**	−0.14*	0.15*
自主需要满足	0.38**	−0.13	0.07
能力需要满足	0.52**	0.02	−0.01

注：* 表示 $p<0.05$，** 表示 $p<0.01$

结果显示，除了对照料满意感和关系需要满足的关系有显著的正向调节作用外，负担感对照料满意感与基本心理需要满足总体水平、自主需要满足以及能力需要满足的关系均无显著的调节作用。

（五）基本心理需要满足双因素模型的验证

根据自我决定理论中的认知评价理论，外部事件对内在动机的影响是通过个体对事物的认知评价来实现的，并借鉴 Lawton 等（1991）的双因素模型，本研究假设，压力源、家庭照料者的内部资源和外部资源对个体基本心理需要满足的影响以负担感和照料满意感两种有关照料的认知评价为中介。在上述影响因素分析的基础上，研究选取压力源总体功能独立性、内部资源知识信心和外部资源总体社会支持为因变量，以负担感和照料感为中介变量，以基本心理需要满足的总体水平为因变量建立模型，用Amos7.0 对模型进行验证，拟合指数见表 8—11。

表 8—11 家庭照料者基本心理需要满足的两因素模型饱和模型与修正模型的拟合指数

	χ^2	df	χ^2/df	RMSEA	NFI	CFI	GFI
饱和模型	0.688	1	0.687	0.000	0.997	0.933	0.999
修正模型	2.062	5	0.412	0.000	0.991	1	0.997

一般认为，卡方/自由度小于2，其他拟合指数如 NEI、CFI 和 GFI 大于 0.9，RMSEA 小于 0.1，表示模型具有理想的拟合度。

本研究中，尽管饱和模型的各拟合值均达到了非常理想的状态，但有多条路径系数未达到显著水平（如图 8-1 所示），因此将模型进行进一步修正，去掉不显著的路径（如图 8-2 所示）。

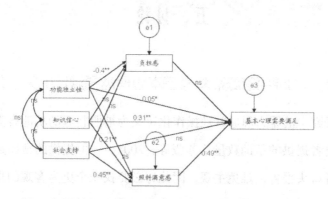

图 8-1 家庭照料者基本心理满足的双因素模型饱和模型

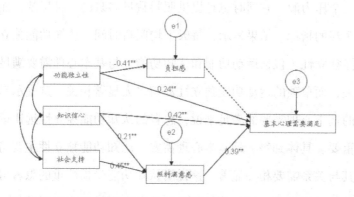

图 8-2 家庭照料者基本心理需要满足的双因素模型修正模型

　　修正模型显示，照料满意感的中介效应显著，而负担感的中介效应不显著，双因素模型未得到验证（虚线表示假设的关系未得到验证）。压力源患者的功能独立性能对负担感有显著的负向预测作用，对家庭照料者基本心理需要满足有显著的正向预测作用。在知识信心对基本心理需要满足的影响中，照料满意感起部分中介作用，而社会支持则完全以照料满意感为中介对基本心理需要满足产生影响。三种自变量压力源、家庭照料者的内部资源和外部资源在模型中没有相关，是相对独立的。

五、讨论

（一）压力源与家庭照料者基本心理需要满足的关系分析

照料研究中的压力源通常被操作化定义为被照料者的功能丧失程度或相应的照料者提供的帮助数量（苏薇等，2007）。但提供的帮助数量如果仅凭照料者口头报告，难免主观，因此有必要找一个更为客观的指标。研究者认为，每天照料的持续时间能更恰当地反映照料强度，照料时间长短本身就是一个压力源，它同时也是提供照料数量多寡的一种反映，而且也是一个更客观的指标。结果显示，每天平均照料时间、认知功能独立性以及总体功能独立性（包括运动功能和认知功能）与基本心理需要满足均有显著正相关，而单独的运动功能独立性却与之无显著相关。这提示对于家庭照料者的基本心理需要的满足来说，患者的认知功能独立性远比运动功能独立性重要。具体到每一种基本心理需要，认知功能独立性主要与自主需要，尤其与关系需要相关显著。这说明认知功能受损严重的患者可能会明显影响护患关系质量。这与研究者在访谈和调查过程观察到的相一致。在我们的访谈过程中，一个比较极端的例子是，一位照料者的患者有明显的认知功能缺失，除了攻击行为，还秽语连篇，而且行为紊乱（如满屋子都是患者扔的大便等）。照料者在谈及她的患者时时而咬牙切齿，时而失声痛哭，叹自己命苦。她说，她倒不怕给患者端茶送饭，就是受不了患者的疯癫行为。

有关照料压力研究的很多结果也从一个侧面提供了佐证。例如，Anderson 等（1995）发现，脑卒中患者的异常行为和痴呆与家庭照料者的情绪相关，并指出，相比身体上的残疾，行为异常和痴呆对家庭照料者的情绪问题有更好的预测作用。Cameron 等（2006）发现，脑卒中患者在记忆和理解方面的心理行为问题越多，家庭照料者体验到的抑郁越多。在控制了人口学变量的回归分析中也显示，患者的认知功能独立性是压力源中唯一显著的预测源。不过，也有研究发现，照料经历（积极的和消极的）与患者的认知和日常行为的独立性之间只存在很微弱的相关（Kruithof，Post，Visser-Meily，2015）。这有说明不能将照料评价完全等同于心理需要的满足。

（二）家庭照料者的内部资源与其基本心理需要满足的关系分析

本研究中家庭照料者的内部资源为各种人口学变量、是否接受过照料知识或技能指导、照料费用是否足够、健康状况以及对自身拥有知识的信心。人口变量中，基本心理需要满足在性别、城乡、有无职业、年龄、是否配偶等都表现出了不同程度的差异，在第六章中对之进行了讨论，这里不再赘述。其他结果，接受过知识技能指导的家庭照料者无论是在基本心理需要总体满足水平还是在各维度上均显著高于不接受过知识技能指导的。这显示了知识技能对家庭照料者的重要性。Grant 等（2002）通过问题解决的培训，增加照料者的准备性和问题解决的技能，减少抑郁。Quinn 等（2014）在一项针对配偶家庭照料者的研究中发现，获得相关的专业信息是影响他们照料感受的有效因子。这实际上与本研究的结果具有一致性。照料费用是否足够与基本心理需要满足没有显著相关，这一结果不太容易理解。而且以往研究（Lopez et al，2005）讨论家庭收入的影响时得到了相反的结果。也许不同家庭照料者对照料费用的理解不一样，当然，是否如此还需在将来的研究中验证。

家庭照料者的健康状况与关系需要的满足显著正相关。有研究显示（Zhan，2006；Epstein-Lubow et al，2009），健康状况越差，体验到的抑郁越高。或许正是这种抑郁心境导致了个体较低的关系满足水平。家庭照料者对自身拥有的知识的信心与基本心理需要满足总体水平和各维度均显著正相关。这里的知识信心是指家庭照料者对与脑卒中患者护理相关知识掌握程度的主观判断。与之前的是否接受知识技能指导的差别在于，前者是客观的，后者是主观的。在进一步的回归分析中，后者对基本心理需要满足有显著的预测作用，而前者不显著。这似乎表明对家庭照料者基本心理需要的满足而言，有关知识掌握的主观信心比实际掌握的知识更有实际意义，或者说，实际掌握的知识只有最终落实到主观感受上才能现实地影响个体的内在动力。有关这一点，可从前人研究中找到旁证。例如，Rose（1997）在研究中发现，提供信息方面的支持通过提高照料者的个人控制感来减少负担。Semiatin 和 O'Connor（2012）在艾尔兹海默症患者家庭照料者的研究中发现，家庭照料者在照料过程中自我效能能显著解释照料积极方面的变异。但有研究者（Heuvel van den et al, 2000; Heuvel van den et al, 2002）认为，知识信心对个体心理状态的影响是短期的，而非长期的。因此，对知识信心意义的评估还需更多更有针对性的研究方案。

（三）家庭照料者的外部资源与其基本心理需要满足的关系分析

家庭照料者的外部资源指外部环境中的可用资源，主要是社会支持。然而，要定义社会支持的具体内容却并不是那么容易。比如，患者对照料者的支持或者配合是不是社会支持？苏薇等（2007）认为，被照料者本身也可以使一个重要的非正式支持来源。来自被照料者的支持是一种有效的积极反馈，使照料者觉得自己的付出得到了回报，有助于他们对照料经历形成积极的理解。研究在调查访谈过程中也发现，患者的配合与否对家庭照料者的状态影响很大。此外，社会支持的人数是个重要的指标吗？得到社会支持的多寡和帮助照料的人数在作用上是否一致？这些问题促使本研究在考察外部资源的作用时，考虑了患者的配合程度以及协助照料的人数。

结果显示，协助照料的人数与家庭照料者基本心理需要满足无显著相关，说明协助照料的人数多寡本身没有明显作用，因此，在对家庭照料者提供社会支持时，不能笼统地强调人数。患者的配合程度与基本心理需要满足的总体状况及各维度均有显著相关，并能显著地预测基本心理需要满足，这一结果验证了研究者在调查访谈过程中的感性印象。Chen 等（2004）的研究表明，被照料者提供的日常帮助和情感支持能有效地降低照料者的负担感。这也可作为一个侧面佐证。社会支持与家庭照料者基本心理需要满足有显著正相关。社会支持对家庭照料者的重要性已经得到很多研究的支持。例如，研究显示，缺乏社会联系和支持是照料者健康恶化的关键因素，而获得社会支持与心理疾病、生理疾病，甚至死亡率的减少相关（Visser-Meily et al, 2008）。研究者发现，由家庭成员提供的社会 - 情绪支持不仅可以降低照料者的抑郁和负担感，而且可以增加照料者对照料任务的掌控感和对照料者角色的满足感（Shirai et al, 2009; Schulz & Williamson, 1991; Cohen et al, 1994），外界社会支持的缺乏和低功能的社会支持都可预测家庭照料者的高压力（Bainbridge et al, 2009），社会支持能有效预测家庭照料者的积极结果（Quinn, Murray, Malone, 2014）。然而，进一步的问题是，在具体内容上，社会支持有很多种（Suurmeijer, 1995），这些不同种类的社会支持的重要性会有所不同吗？如果不同，哪些更重要？分析显示，在社会支持中，日常情绪支持、问题取向的情绪支持和问题取向的工具性支持与家庭照料者的基本心理需要满足有着不同程度的相关，但只有前两者具有显著的预测作用，说明情绪支持对家庭照料者有着特殊的重要意义。这可能是因为相比其他类型的支持，情绪支持更容易被感知到。Chiou 等（2009）将社会支持分为实际接收到的社会支持和感知到的社会支持，结果显示，两种社会支持都能很好地预测低负担感，但感知到的社会支持预测效果更好。

（四）家庭照料者的认知评估与其基本心理需要满足的关系分析

照料满意感和负担感是家庭照料者对照料经验的两种认知评价，而这两种性质完全相反的评价对应着两种完全相反的情绪反应——积极情绪和消极情绪（如抑郁）（Lawton et al，1991）。那么，如何来理解这两种性质截然相反的认知评价对更深层的心理内容——基本心理需要满足的影响？结果显示，负担感和照料满意感没有显著相关，说明二者具有相对独立性。以往研究中，有些支持这一结果（Zhan，2004；2006），有些与这一结果不一致（Lopez et al，2005），也有研究认为家庭照料的积极方面对于消极方面有一定的补充作用，甚至缓解作用（Kruithof，Visser-Meily，Post，2012；）。从调查访谈的情况来看，研究者认为，负担感和照料满意感之间没有必然的联系，至少不是 Kramer（1997）所说的负担感和照料满意感是一个连续体的两端。事实上，纠缠在这个问题上并没有太大的意义，关键是要弄清楚两者共同起作用的方式。

根据研究结果，除能力需要满足外，负担感与基本心理需要的总体满足水平以及关系需要和自主需要满足均有显著的负相关，但相关系数均不大。而照料满意感与基本心理需要的总体满足水平以及各维度均有较高的相关。在控制了可能产生影响的人口学变量后，回归分析显示，照料满意感能，而负担感不能显著预测基本心理需要的总体满足水平。但在不控制的情况下，负担感的预测作用却是显著的。这些结果表明，负担感对基本心理需要满足的影响会受到各种因素的调节，因而相当复杂，真正具有较大的直接影响的因素还是照料满意感。这或许能为这一现象提供一个较合理的解释：对照料者来说，尽管提供照料要花费大量的成本，比如导致自身的健康下降、失去许多可自由支配的时间及造成经济上的紧张，但大多数人依然愿意并继续承担着他们的照料责任（Bastawrous et al，2015；苏薇等，2007）。此外，负担感对照料满意感与关系需要满意之间关系有显著的正向调节作用这一结果也值得重视。这一结果表明，在一定的负担之下，照料满意感能更好地预测家庭照料者的关系需要满足。由此，得到一个启发，提高家庭照料者的关系需要满足程度，不应过分着眼于减压，而应着眼于如何提高照料满意感。

（五）基本心理需要满足双因素模型验证结果分析

从家庭照料者的角度而言，家庭照料是一个压力应对的过程，还是一个寻求基本心理需要满足的过程？这里反映的是一个事情的两个方面，如果 Lowton 等（1991）的双因素模型对于压力 - 应对模式是成立的，那么它对于基本心理需要满足也应该是成立的。基于这一假设，本研究借助双因素模型的自变量、中介变量和路径模式探讨了家庭照料者内在动力（即基本心理需要满足）的形成机制。由于本研究意在验证模型，并不打算对自变量进行全面考察，因此，只是选择了几个较有代表性的自变量：功能独立性（压力源）、知识信心（内部资源）、社会支持（外部资源）。结果显示，基本心理需要满足的双因素模型未得到验证。照料满意感与基本心理需要满足的路径是显著的，而负担感不显著。从而再一次表明，负担感不是降低基本心理需要满足的直接因素。

尽管双因素模型未被验证，但修正后的模型中的一些结果仍值得重视。首先，患者的功能独立性会直接影响家庭照料者基本心理需要满足，而对照料满意感没有显著作用。这一结果得到一些研究的支持（Lopez et al，2005）。但事情可能没这么简单。有研究发现老人的独立性越强，家庭照料者的满意度越高（Sánchez-Izquierdo，Prieto-Ursúa，Caperos，2015）。还有研究认为患者的功能独立性与家庭照料者的照料满意感之间的关系可能受某些变量的调节。例如，症状严重性对家庭照料者的影响似乎受家庭照料者与被照料者之间关系（配偶或子女）的影响，研究显示（Lawton et al，1991），在成年子女照料者中，症状越严重，照料满意度越低，而在配偶照料者中却没有这种关系。其次，知识信心对基本心理需要满足的影响中，照料满意感有部分中介作用。再次，社会支持对基本心理需要满足的影响中，照料满意感起完全中介作用。结合起来可以发现，三种变量对家庭照料者内在动力作用机制有明显的差异。这种差异是由它们自身的性质（压力源、内部资源和外部资源，且三者无显著相关）造成的，还是因为其他什么更复杂的原因？这还需进一步探讨，较有把握的是，应该区别对待家庭照料者内在动力的这些影响因素。

六、结论

（1）压力源对家庭照料者的基本心理需要满足有显著的影响，其中患者的认知功能独立性有显著的正向预测作用。

（2）家庭照料者的内部资源对基本心理需要满足有显著影响。知识信心有显著的正向预测作用，与患者关系（配偶/非配偶）有显著的负向预测作用。

（3）家庭照料者的外部资源对其基本心理需要满足有显著的影响，其中患者的配合程度、照料者感受到的日常情绪支持、问题取向的情绪支持和问题取向的工具性支持均具有显著的正向预测作用。

（4）在控制了人口学变量的情况下，照料满意感对家庭照料者的基本心理需要满足有显著的正向预测作用，但负担感的预测作用不显著。进一步的分析表明，负担感对照料满意感和关系需要满足的关系有显著的正向调节作用。

（5）基本心理需要满足的双因素模型验证结果显示，照料满意感的中介效应显著，而负担感的中介效应不显著。患者的功能独立性能对负担感有显著的负向预测作用，对家庭照料者基本心理需要满足有显著的正向预测作用。在知识信心对基本心理需要满足的影响中，照料满意感起部分中介作用，而社会支持则完全以照料满意感为中介对基本心理需要满足产生影响。

附录1：功能独立性量表（Functional Independence Measure, FIM）

以下是有关您照料的中风老年人生活自理能力的调查（只要无需别人帮助，即使借助辅助工具也被认为是能够自理），请您根据患者的实际情况在相应的数字上打"√"。

	完全依赖	基本依赖	比较依赖	一般自理	比较自理	基本自理	完全自理
1、进食	1	2	3	4	5	6	7
2、修饰（洗脸、刷牙、刮脸、梳头）	1	2	3	4	5	6	7
3、洗澡	1	2	3	4	5	6	7
4、穿上身的衣服	1	2	3	4	5	6	7
5、穿下身的衣服（包括穿裤子、穿鞋、系鞋带等）	1	2	3	4	5	6	7
6、上厕所（包括擦净、整理衣裤、冲水）	1	2	3	4	5	6	7
7、可控制小便	1	2	3	4	5	6	7
8、可控制大便	1	2	3	4	5	6	7
9、床、椅子和轮椅转移	1	2	3	4	5	6	7
10、厕所转移	1	2	3	4	5	6	7
11、浴盆、淋浴转移	1	2	3	4	5	6	7
12、步行，轮椅	1	2	3	4	5	6	7
13、上下楼	1	2	3	4	5	6	7
14、理解	1	2	3	4	5	6	7
15、表达	1	2	3	4	5	6	7
16、社会交往	1	2	3	4	5	6	7
17、问题解决（如解答数学题目）	1	2	3	4	5	6	7
18、记忆	1	2	3	4	5	6	7

附录2：知识信心问卷

以下是有关脑卒中这种疾病和照料方面的知识和技能。对于这些知识和技能，您可能掌握得很好，也可能完全不知道，请您根据自己的实际情况对掌握的程度做出判断，并在相应的数字上打"√"。

	完全不了解	基本不了解	有点了解	比较了解	非常了解
1、影响脑卒中的危险因素	1	2	3	4	5
2、脑卒中的主要表现	1	2	3	4	5
3、脑卒中的诱发因素	1	2	3	4	5

续表

	完全不了解	基本不了解	有点了解	比较了解	非常了解
4、脑卒中的前驱症状	1	2	3	4	5
5、脑卒中患者的正确卧位	1	2	3	4	5
6、康复的重要性	1	2	3	4	5
7、脑卒中患者的正确坐姿	1	2	3	4	5
8、脑卒中患者上下楼梯的方法	1	2	3	4	5
9、卧床患者的翻身间隔时间	1	2	3	4	5
10、褥疮的好发部位	1	2	3	4	5
11、导尿管的更换时间	1	2	3	4	5
12、尿失禁患者的饮水量	1	2	3	4	5
13、便秘的预防	1	2	3	4	5
14、叩背的方法	1	2	3	4	5
15、胃管注入食物抽吸胃液	1	2	3	4	5
16、鼻饲的量	1	2	3	4	5
17、约束带的使用	1	2	3	4	5
18、患者的日常生活活动	1	2	3	4	5
19、阿司匹林的服用方法	1	2	3	4	5
20、出院复诊时间	1	2	3	4	5

附录3：交流社会支持量表（Social Support Questionnaire for Transactions，SSQT）

以下是一些有关人们在生活中与人交往的问题，这些情况也发生在您身上吗？它们发生在您身上的频率有多大？请您根据自己的实际情况做出回答，并在相应的数字上打"√"。

	极少或从不	偶尔	有时	经常
1、他人经常让你感到温暖并喜爱你吗？	1	2	3	4
2、他人经常对你是友好的吗？	1	2	3	4
3、他人经常同情你吗？	1	2	3	4
4、他人经常对你表示理解吗？	1	2	3	4
5、他人经常愿意听你倾诉吗？	1	2	3	4
6、他人经常会让你感到轻松吗？	1	2	3	4
7、如果你在朝着正确的方向前进，他人经常会给你一些鼓励吗？	1	2	3	4

续表

	极少或从不	偶尔	有时	经常
8、他人经常会使你振作或振奋吗？	1	2	3	4
9、他人经常会让你重拾信心吗？	1	2	3	4
10、他人经常告诉你不要失去勇气吗？	1	2	3	4
11、你经常能够依靠他人吗？	1	2	3	4
12、他人经常会来顺便（愉快地）拜访你吗？	1	2	3	4
13、他人经常会没有什么事情也打电话给你或跟你聊天吗？	1	2	3	4
14、你经常和其他人一起做一些如购物、散步、看电影或运动等事情吗？	1	2	3	4
15、他人经常会邀请你加入他们的活动或聚会吗？	1	2	3	4
16、你经常会仅仅为了享受和他人一起游玩的快乐而和其他人外出一天吗？	1	2	3	4
17、他人会经常帮助你做琐碎的事情吗？	1	2	3	4
18、他人会经常借给你一些像食糖或螺丝起子以及诸如此类的东西吗？	1	2	3	4
19、他人经常会借给你一些钱吗？	1	2	3	4
20、他人会经常向你提供信息或建议吗？	1	2	3	4
21、如果需要，你突然找人帮忙，他人会帮助你吗？	1	2	3	4
22、如果需要，他人会借给你有价值的东西吗？	1	2	3	4
23、如果需要，例如，当你生病了，当你需要车子，当你需要有人陪你去某个地方，他人会帮助你吗？	1	2	3	4

附录4：照料工作满意感量表（Care Work Satisfaction Scale）

以下是一些有关照料感受的描述，人们在照料过程可能会有这些感受，也可能没有。那么这些描述在多大程度上与您的实际情况相符合呢？请您在相应的数字上打"√"。

	完全不同意	基本不同意	比较不同意	一般同意	比较同意	基本同意	完全同意
1、照料这个人使我自我感觉良好。	1	2	3	4	5	6	7
2、照料的责任感给我一种重要的满足感。	1	2	3	4	5	6	7
3、照料使我感觉有价值。	1	2	3	4	5	6	7
4、照料这个人真是我的一种快乐之源。	1	2	3	4	5	6	7
5、我觉得自己的照料工作很有价值和有意义。	1	2	3	4	5	6	7
6、照料这个人让我快乐。	1	2	3	4	5	6	7

附录 5：照料者负担指数（Caregiver Strain Index, CSI）

以下是人们在家里照料中风老年人时可能出现的一些情况，现在请您判断一下自己是否也有这些情况。

1、睡眠被扰乱	是	否
2、生活变得不方便	是	否
3、身体疲惫	是	否
4、生活受限	是	否
5、家庭正常生活被扰乱	是	否
6、个人计划发生改变	是	否
7、个人时间还有满足其他人的需要（如照顾除患者外的其他亲属）	是	否
8、情绪改变	是	否
9、患者的一些行为令人苦恼	是	否
10、发现患者改变了好多，感到沮丧	是	否
11、工作受到影响	是	否
12、有经济方面的压力	是	否
13、感到精疲力竭／焦头烂额	是	否

结语

　　在对家庭照料现象进行积极心理学的理论探讨之后，我们设计了四个实证研究探讨了几个基本问题，这些问题包括"在家庭照料中，照料者基本心理需要满足的内涵和表现是什么"、"家庭照料者的基本心理需要满足有什么特点""家庭照料者基本心理需要满足是如何影响其提供的家庭护理质量的"以及"有哪些因素影响又是如何影响家庭照料者基本心理需要满足的"。这四个问题的核心主题都是"家庭照料者基本心理需要满足"，对它们的探讨一方面秉承了积极心理学重实证的基本传统，不仅强调理论的建构，更强调通过科学方法的使用予以更确定的证实或证伪，另一方面也是为了给家庭照料研究找到一条"积极心理学途径"，从而把其从消极心理学的框架中解放出来，最终目的是为了给家庭照料找到一条更有效的支持途径，以为越来越严峻的社会老龄化问题提供对策。基于此，作为本书的最后一部分内容，首先对以自我决定理论为基础的家庭照料实证研究进行总结性的讨论，并提出将来可进一步努力的方向，然后归纳相关结论，最后提出家庭照料的支持干预建议。

一、总体讨论

（一）质性研究部分的作用和访谈材料分析方法

实证研究的核心任务是从积极心理学的视野下家探讨庭照料者完成照料任务的内在动力，其理论基础是自我决定理论。自我决定理论提出，人类的行为由自主、能力和关系三种最基本的心理需要所驱动，基本心理需要的满足是维持个体行为的内在动力（Deci & Ryan，1985；2000）。有理由认为，这一在众多领域得到广泛验证的假设也同样适用于家庭照料者。然而，在缺乏已有资料直接佐证的情况下，对基本心理需要满足在家庭照料领域中的意义进行"解释性理解"（interpretive understanding）成为必要。质的研究的主要目的是对被研究者的个人经验和意义建构作"解释性理解"或"领会"（verstehen），研究者通过自己亲身的体验，对被研究者的生活故事和意义建构作出解释（陈向明，2000）。当然，在本研究中，研究者并没有去"亲身体验"家庭照料者的照料经验，而是通过访谈的方式去了解他们的"生活故事"。对这些"生活故事"的阐释和分析构成本研究的基本前提。正如马斯洛所认为的，心理学研究的正规、通常的途径在于："（1）心理学问题大都确实并应该从现象学开始而不是客观的、实验的、行为实验室的技术开始；（2）而我们也必须从现象学的开端继续迫进到客观的、实验的、行为实验方法……从一个较不可靠的开端上升到一个更可靠的知识水平。"（林方译，1988）

严格来说，本研究的这一部分是一个"半自然主义"的研究。所谓质性研究中的"半自然主义"，是指研究有比较强的理论倾向，从事这类研究的人主要是"研究者"，他们通常有比较正式的研究设计，收集资料的主要目的是对自己原有的假设进行证伪，建构自己的理论。这种研究结果通常有比较强的论证色彩，研究者按照自己的思路使用原始资料对有关理论性问题进行论说（陈向明，2000）。本研究中，从访谈设计到访谈分析，基本上是在自我决定理论的框架下进行的。例如，对家庭照料者自主、关系和能力三种基本心理需要满足的典型表现的分析，实际上是在既定内涵的预设下进行的。故本研究的资料分析并不是完全以访谈材料为驱动，而是一个资料驱动和理论驱动相结合的过程。又例如，在寻求家庭照料者基本心理需要满足与其提供的家庭护理质量之间关系时，研究者重视典型案例中故事片断之间的现象学关联。因此，尽管研究者也重视对原始信息的类属整理，但也不忽视那些能较好反映当事人生活真实的情境分析。总之，研究者以特定目的为指引设计了这一部分的研究，使之为后面的量化研究打下基础，并提供一些现象学的佐证。

（二）家庭照料者基本心理需要满足重要性的现象学依据

研究的这一部分通过质的研究方法为之后在宏观层面上对研究现象进行大规模的调查和测验做好铺垫，它既是整个研究的序幕，又具有相对独立的意义。这是因为这一部分除了给出一些描述性的现象学研究成果外，还提出了一些有待进一步澄清的问题。

通过文献能够了解到学生在学习经验中，运动员在体育训练中，或者企业员工在工作环境中基本心理需要满足的典型表现，但却无法了解到家庭照料者在照料经验中基本心理需要满足的典型表现。于是，本研究在自我决定理论的基础上诉诸于质性方法，通过访谈材料的生动和丰富为这一问题提供了答案。家庭照料从一开始就被定位为一个"压力应对"的过程（Stephens & Zarit，1989），这一定位本身就说明了承担家庭照料任务的被动性，因此，所谓自主选择只具有相对的意义。尽管访谈被试对有关家庭照料者角色意愿的陈述多种多样，但最终可归纳为对自身承担照料任务这一既成事实合理性的认同程度；它反映的是一个"是否应该"成为家庭照料者的问题。从访谈被试的描述，尤其是对护患双方沟通交流的描述，能够判断家庭照料者的情感状况；它反映了家庭照料者对照料任务"是否喜欢"的状态。判断家庭照料者的能力需要满足状况比前两者稍显复杂，这是因为，一、能力需要满足不同于客观的能力水平，它是一种纯主观的感受；二、自我决定理论将能力需要定义为人们有效应付环境的内在愿望，即人们在整个一生中都希望掌控他们生活的世界，并感受到行为的有效性（Ryan & Deci，2000）。那么，家庭照料中感受到的困难是能力需要没有得到满足的表现，还是仅仅是它的一种影响因素？这一问题通过第六章中的因素分析得到了回答，即有关照料困难的项目未能进入能力需要满足的因子，因而是一个异质的变量。能力需要满足主要表现为家庭照料者对照料结果的主观有效性和对照料过程的主观掌控感；它反映了家庭照料者"是否能够"的主观感受。因此，从某种程度上说，自主、关系和能力需要反映的是家庭照料者在知、情、意三个方面的心理准备状态。

陈向明（2000）指出，对资料进行浓缩的一个十分重要的工作是寻找资料内容之间的因果关系。质的研究强调不要过早将因果概念强加到资料之上，应该注意资料本身所呈现的关系。这部分研究一个重要的目的是为"基本心理需要满足和家庭护理质量的关系"以及"照料满意感、负担感和基本心理需要满足间的关系"寻找现象学的佐证。研究者认为，由于访谈被试的有限，不应通过数量关系推测变量间的关系，而应通过典型案例的分析凸显出"资料本身所呈现的关系"。所以，说到底，这里的因果分析只是一种资料分析的思维方式，不可能真的得到一个因果关系的结论。典型案例分析的结果，明确地给出了基本心理需要满足和家庭护理这一对变量的正向关系，这为二者关系得以发生的内部机制的探索提供了可靠的前提，也是整个研究需要继续的根本理由。然而，负担感、照料满意感与基本心理需要满足之间的关系却难以通过典型案例分析得到明确的辨别。这种复杂性意味着需要寻求不同的研究方法来加以梳理，而量化的方法无疑是一种值得尝试的方法。

（三）关于家庭照料内在动力的内涵及其动态本质

家庭照料领域一开始就面临着这样一个现实问题：家庭照料作为一种繁重的压力事件使照料者付出了沉重的代价（Dorsey & Vaca，1998；Conway-Giustra et al，2002；Bastawrous et al，2015），而他们既无经济上的回报，又无职业道德的规范，那么他们提供照料的动力来自何处？动力不同于动机，但它是动机产生的内部条件。最先注意到人的心理动力问题，并对之进行系统研究的心理学家是弗洛伊德，他认为本能是行为的推动或起动因素。此后，出现各种有关动力的理论，并将心理动力看成驱力、需要等等。这就产生了一个问题，动力到底是什么？事实上，无论是本能论（弗洛伊德、麦独孤）、驱力论（赫尔），还是需要论（马斯洛）或其他理论，都有自己的角度和逻辑起点，很难说谁更对或谁错了。因此，无法以对错的标准来选择一种理论。具体到家庭照料领域，研究者们更注重从社会心理学的角度探讨家庭照料的动机问题，如社会交换理论和孝道理论，这些理论能较好地反映家庭照料动机的文化差异，却无法说明同一种文化下的个体差异，而后者才是本研究的目的所在。以这一目的为出发点，研究者认为，只有从个体需要满足的角度才能合理解释家庭照料者在动机上的差异，即家庭照料经验并不一定是一个完全被动应对压力的过程，它也可能是个体满足自身需要的过程。有关家庭照料积极后果的研究（Kramer，1997；Chen et al，2004；Mackenzie & Greenwood，2012）为这一点提供了旁证，而自我决定理论为此提供了成熟的理论体系和坚实的实证基础。

家庭照料者的心理状态会随着照料时期的不同而有所差异（Visser-

Meily et al，2008；McCullagh et al，2005），从而有理由相信，家庭照料者的内在动力（基本心理需要满足状况）是动态的，故对其特点的考察应考虑到时间维度。在某种程度上，基本心理需要满足状态反映了家庭照料者的角色适应状况。研究结果中的自主需要满足表现出来明显的时间特征，即 1 年以内的满足水平显著低于 5 年以上的。这一发现尽管缺少前人研究的参照，是一个数据驱动的结果，但应该予以重视。在本研究中，自主需要满足典型地表现为家庭照料者对照料角色的认同接受程度。时间维度上的这一特点反映了这种角色的接受认同过程的长度具有某种普遍性、一致性。换句话说，家庭照料者的角色适应在时间上有某种共性。这就提出了一系列有趣且重要的问题，家庭照料者角色适应可以分为几个阶段？每个阶段有什么特点？角色适应作为一个社会化的过程，弗洛伊德把认同看作是关键的社会化的过程，而皮亚杰把同化—顺应看作是基本的社会化过程，米德则提出角色学习是继续社会化中的一个过程（莫里斯 . 罗森保，拉尔夫 .H. 特纳，1992）。那么，具体到家庭照料者的角色适应，其关键的社会化过程又是什么？这些问题的答案对于更为深入地理解家庭照料经验是有重要意义的。其实，也只有弄清楚了这些问题，一切外来的干预措施才更易于有的放矢。然而，本研究尚无法回答这些问题，对它们的回答需要更为精细的追踪研究设计。

（四）家庭照料者的基本心理需要满足对家庭护理质量的影响

影响家庭护理质量的因素很多，但是，如果单从患者人口学变量的角度看，又可将这纷繁复杂的因素归纳为两个大的方面：经济基础和家庭照料者。经济基础对一种像脑卒中这种迁延难愈的疾病康复的重要性无需赘言，而家庭照料者对家庭护理质量的作用却也是决定性的。以往研究从人口学变量到知识技能到健康状况对家庭照料者可能影响护理质量的因素进行了全面考察（黄丽钗，2007；Hung et al，2002；Greenberger，2003），这当然是有意义的，但这一切变量能否最终起作用还要依赖于家庭照料者是否有动力承担照料任务。就像对一辆汽车的功能进行评估时，如果只看它的外观内设，甚至每个零件，却忽视了发动机的功率，其结果一定是不准确的。家庭照料者的内在动力对护理质量的意义就像汽车的发动机对速度的意义。因此，家庭照料者的内在动力如何起作用和在什么条件下起作用就成了必须弄明白的问题。由于家庭照料者的内在动力来自于其在照料过程中基本心理需要的满足，内在动力对护理质量起作用的方式也就是基本心理需要满足起作用的方式。

结果显示，基本心理需要的满足能提高家庭照料者的专注程度，使其在照料过程中集中注意力，并进而影响家庭护理质量。通过文献，只知道基本心理需要满足能够提高个体的工作投入程度（Deci et al, 2001；刘惠军，纪海英，王英，2012），却不知道是投入的哪一种表现（活力、奉献或专注）。而老年脑卒中患者由于年老体衰，疾病缠身，功能独立性通常很差，依赖性很强，这就造成对这类患者的照料必然琐碎；加之照料时间多半旷日持久，家庭照料者的专注就显得尤为重要了。这一结果给出了一个重要的提示，家庭照料者的专注比起活力或奉献，对家庭护理质量更重要。因此，如果从提高家庭护理质量这一角度来看，提高家庭护理者的基本心理需要满足水平更多地是为了提高其在照料过程中的专注程度。

然而，需要注意的是，并不是所有内在动力相同的照料者都会有同样的家庭护理质量。这是本研究试图从心理学角度加以解释的问题。根据常识，人们很容易推测出，由于个体在照料能力等方面的差异，即使具有同等强度甚至更强动机的家庭照料者，也未必有更好的护理质量。问题是：这些方面的具体内容是什么？它们是情境性的还是稳定的特质？它们是促进还是阻扰了内在动力的作用？科学研究的任务之一在于解释现象，而对这些问题做出回答的意义正在于此。有关社会人格的研究认为，一个有效的家庭照料者必须具备积极的照料心理表征（Reizer&Mikulincer，2007）。这种照料心理表征实际上就是一种影响照料效果的人格特质。对这一人格特质调节作用的探讨显示，不同的照料心理表征在一定程度上影响的是基本心理需要满足与专注的关系，再进而影响家庭护理质量。可见，作为实施照料的主体，家庭照料者自身的各种主观因素最终都会落实到对照料任务的专注程度来影响护理质量。这反映了老年脑卒中患者家庭照料的一个重要特点。

（五）家庭照料动力的影响因素及其机制问题

如果像传统的观点一样，在压力应对的理论框架下将家庭照料的经验完全当成一个压力应对的过程，就很难理解家庭照料动力的存在和来源，因而也就很难想像一种没有动力的活动如何保证其质量。但这并不意味着压力应对框架下的研究成果与家庭照料者的基本心理需要完全无关，恰恰相反，它们对应的是同一种经验，因而也必然对应着与之有关的各种心理后果。也就是说，如果将照料经验当成一种压力应对的过程，那么有关影响因素对应的必然是压力应对的结果；而如果将照料经验当成一种满足基本需要的过程，那么有关影响因素对应的则是基本需要的满足状况。同样的现象，同样的影响因素，所不同的是由目的的差异而导致的视角的差异。正因为此，压力应对框架下的某些成果也同样适用于本研究对家庭照料者基本心理需要满足状况的探讨。

这一结论不仅仅是逻辑推理的结果，更是实证研究的结果。在较早期的家庭照料研究中，家庭照料经验中的积极后果就开始引起一些研究者的注意（Kramer，1997）。上世纪90年代初，Lawton等（1991）的双因素模型虽然是在压力应对的理论框架下完成的，实际上是走了一条折中路线，它把家庭照料经验中的积极成分与消极后果放在并列的位置，对于此后研究者重视家庭照料的积极后果无疑是有促进作用的。遗憾的是，至今尚未搜索到对这种积极照料经验进行深度挖掘的文献。其根本原因在于，已有对积极照料经验的考察仍不能脱离压力应对的藩篱，因而在本质上仍是消极心理学下的一个部分。为此，本研究从积极心理学的角度进行了尝试，认为所谓家庭照料的积极体验实际上是个体基本心理需要满足的重要来源，并借助双因素模型对家庭照料者基本心理需要满足状态的影响因素及其机制进行探讨。

从研究结果可以看出，压力源、家庭照料者的内部资源和外部资源都对基本心理需要满足有着独立的预测意义，但它们起作用的方式却各不相同。压力源直接影响着家庭照料者基本心理需要满足状况，家庭照料者自身的内部资源则部分通过照料满意感起作用，而外部资源则完全通过照料满意感起作用。可见，影响因素的差异不仅表现在来源、类别等方面，而且表现在作用的方式和机制上，弄清后者无疑更为重要。还有值得注意的是，照料评价中，真正直接影响家庭照料者基本心理需要满足的只有照料满意感；而负担感对家庭照料者的基本心理需要满足并无显著的直接预测作用，但却对照料满意感的影响却有正向调节作用。这一结果与已有研究是一致的（Rapp & Chao，2000）。它说明，对家庭照料者的基本心理需要满足来说，提高照料满意感远比降低负担感重要。

对比同一模型的两个角度可以看出，压力应对角度的双因素模型以两个心理结果（积极情绪和消极情绪）为因变量看起来合情合理，却掩盖了两种次级评价（即负担感和照料满意感）在作用机制上的实质性差异，它只是用一个复杂的模型说明了一个人所皆知的常识：人们在家庭照料中既体验到消极的一面，又体验到积极的一面。而以基本心理需要满足这一积极心理学的内容为模型的唯一变量，则增加了对负担感和照料满意感这一双性质迥异的认知评价在作用机制上的挖掘深度。其实双因素模型能否得到验证并不是目的，本研究的最终目的在于揭示家庭照料者基本心理需要满足内在机制的真实面貌，双因素模型不过是借用的一个假设框架，其结果无论是证实或证伪，还是部分证实或证伪，都是有意义的。本研究的双因素模型得到了部分证实，其结果为提高家庭照料者的基本心理需要满足，进而为提高家庭照料者的健康状况以及家庭护理质量提供了启发：外在的干预要着眼于增强家庭照料者的积极方面，而不应执着于降低他们的消极方面。因此，从这一意义上说，压力应对的视角在方向上是根本错误的。

二、局限和展望

本研究在积极心理学的框架下，以自我决定理论为基础，探讨老年脑卒患者家庭照料者基本心理需要满足的相关问题。本研究尽管经过严密设计和尽量客观的调查访谈，并获得了一些有启发性的结果，但由于各种主客观条件的限制，不可避免地存在着某些局限，未来的研究应针对这些局限加以改进。

首先，本研究是一项横断研究的设计，因而缺乏系统连续性，难以确定因果关系。老年脑卒中患者的家庭照料通常是一个旷日持久的过程，家庭照料者的心理状态在不同阶段会有不同的特点，基本心理需要满足同样如此，会随着照料时间的推移而增强或减弱。本研究在同一时间内对不同照料时间长度的老年脑卒中患者家庭照料者的基本心理需要满足状况进行了测查和比较，虽然在某种程度上能够一窥不同照料时间的家庭照料者基本心理需要满足的差异，但这种结果显然具有推测的性质（不是对同一家庭照料者不同时间段的连续考察），既显得粗略，又缺乏系统连续性，因而很难说时间本身就是基本心理需要满足程度发生变化的原因。其实，要想弄清这种变化在时间维度上的规律性，追踪研究设计是必要的，即在一个比较长的时间内，对同一批家庭照料者的内在动力状况进行有系统的定期研究，将能有效地找到这一心理变量的发展规律。

其次，由于研究对象的特殊性，本研究采取了方便抽样和雪球抽样等非概率抽样的方法收集数据，所以样本的代表性可能会大受影响，误差可能很大却又无法估计。样本的代表性直接影响到研究结果的可推广性，因而应尽可能地减少样本代表性带来的偏差。本研究为了弥补这种由抽样方法带来的抽样误差，主要采用了两种方法：一是分层抽样，把样本分成农村的和城市的以及配偶照料者和非配偶照料者，以减少样本的总体异质性或分布的方差；二是增大样本的规模，从全国的 5 个省（市）抽取 200 多名样本，虽然样本总量仍不多，但地域的广度可增加代表性。即使如此，要减少由抽样本身的随机性带来的偏差仍是不易，因此在将来的研究设计中，应通过各种途径进一步提高抽样的随机性。

再次，本研究的问卷施测存在主观性较强的问题。由于本研究的被试绝大多数是 60 岁以上的老年人，而且还有来自农村的，老人们要么因为视力变差无法识别问卷中的文字，要么因为文化水平太低难以理解问卷中的题意，这就为纸笔施测造成了困难。因此，在实际的实测过程中，多数以研究人员提问被试回答的形式进行，有时书面表达理解起来有困难，就由研究人员做口头解释。这种情况很难保证不同研究者在对题项的理解上和对被试回答的判定上保持一致性。解决这一问题最好的办法当然是全程由同一个主试施测，这样可将各种主观上的差异平衡掉，但在实际操作上是不可行的。主要是语言方面的原因，农村地区甚至城市中的很多老人使用方言，非本地人难以交流，而由于被试量的要求，又不得不在不同地方抽样，因此不可避免地要求多个主试的参与。排除多个主试间的施测误差不太容易，但也不是完全没有办法，可将施测问卷编成较详细的结构性访谈形式，并对参与施测者进行严格培训。当然，这需要在施测前对施测中可能遇到的各种问题有一个较好的了解和预期。

最后，基本心理需要满足和照料满意感这两个重要概念虽然在理论上没有冲突，但在操作定义上却容易混淆和重叠。在理论上，照料满意感属于认知范畴，能清楚意识并表达的心理内容；基本心理需要满足是一种比认知更稳定更深层次的心理内容，它能被意识但难以直接表达。前者是可以直接测量到的认知内容；后者则只能通过相关评价进行推测，因此，测量到的实际上也是认知的结果。那么，如何把两种认知内容区分开来就成了问题，这要求对两个概念的操作定义有着严格的区分和清晰的认识。两个概念中，基本心理需要满足这一概念有比较成熟的理论基础和比较丰富的实证依据，而照料满意感这一概念就显得比较笼统而模糊了，由于缺乏清晰的结构，也就很难对其进行维度划分。因此，对照料满意感进行系统而科学的研究是未来努力的方向之一。

三、研究结论

本研究通过访谈法和问卷法，从积极心理学的角度对老年脑卒中患者家庭照料者的基本心理需要满足进行了探讨，得出如下结论：

1、家庭照料者的基本心理需要满足是其照料动力的来源。自主需要的满足典型地表现为对家庭照料者角色合理性的认同，关系需要的满足典型地表现在其与患者间的沟通交流特点，能力需要的满足典型地表现为主观感受到的对照料环境的掌控感和照料有效性。

2、《家庭照料者基本心理需要满足量表》的三个维度：关系需要、自主需要和能力需要，分别包含8个、5个和4个项目，具有可靠的信效度。

3、老年脑卒中患者家庭照料者三种基本心理需要在整体上得到中等以上的满足。具体而言，能力需要满足水平最高，关系需要次之，自主需要最低。基本心理需要的总体满足水平及各维度的满足水平在人口学变量上表现出某些特点。自主需要满足随照料时间的不同而不同，5年是一个重要的转折点。

4、老年脑卒中患者家庭照料者的基本心理需要满足与家庭护理质量呈显著正相关；家庭照料者的关系需要、自主需要满足和能力需要对家庭护理质量的影响以专注为中介变量；助人的利己主义动机对关系需要满足和专注的关系具有显著的负向调节作用，对识别他人需要的能力的意识对能力需要满足和专注的关系有显著的正向调节作用，即专注在基本心理需要与家庭护理质量之间起着有调节的中介作用。

5、压力源、家庭照料者的内部资源和外部资源是家庭照料者基本心理需要满足的影响因素。

6、照料满意感是家庭照料者基本心理需要满足的显著预测变量，负担感的预测作用不显著，但能显著地正向调节照料满意感和关系需要满足间的关系。

7、压力源、家庭照料者的内部资源和外部资源以不同方式作用于家庭照料者的基本心理需要满足：压力源直接作用于家庭照料者的基本心理需要满足，家庭照料者的内部资源以照料满意感为部分中介影响基本心理需要满足，外部资源则以照料满意感为完全中介影响基本心理需要满足。

四、建议

中国老龄科研中心 2006 年实施的一项全国性调查表明，家庭成员是中国老年人的主要照料者。这一现状意味着在老龄化形势日益严峻的中国社会，家庭照料者这一角色也变得越来越关键。那么，如何充分合理有效地实现这一角色的价值就显得尤其重要。众所周知的是，很多家庭照料者在承担照料任务时往往面临着难以想象的客观困难和心理压力。也正是从这一现实出发，研究者们建立了家庭照料的"压力 – 应对"模型，提出帮助家庭照料者克服困难和缓解或消除负面影响是当务之急。然而，在这一框架下形成的支持策略对于家庭照料实践的作用有限，并不能有效地解决家庭照料者的问题（Feinberg & Levine，2015）。因此，本研究提出，应该从一个新的视角即积极心理学的视角，重新审视家庭照料者的角色及其承担的家庭照料任务。我们相信，积极心理学视野下的家庭照料更符合人的本性，因而也更有助于指导人的实践活动。由此，我们提出以下建议：

（一）社会支持系统应将家庭照料者角色看成自我决定者而非问题解决者

现有的社会支持系统往往是把家庭照料者当成一个问题解决者或者压力应对者，试图针对他们所面临的困难从外部为其提供必要的帮助。为此，许多国家实行税收减免、卫生教育、休假护理、社区服务等方法，以增强家庭的照护能力。我国则制定了一系列经济补贴政策，早在 2010 年包括北京、上海在内的 6 个省市就开展了对高龄老人的现金补贴制度，国内大部分地区根据经济发展状况，首先满足度经济困难的高龄和失能老人的补助，逐步实现面向所有高龄老人的普惠型补助。上海市还出台了《社区居家养老服务规范》，提供的服务包括生活护理、助餐、助洁、助行、洗涤、代办、助医、相谈和康复辅助等项目。梁欢（2015）在总结国内外家庭照料者社会支持的基础上，结合问卷调查研究结果，提出的有关家庭照料者社会支持的建议包括提高对家庭照料者的立法和组织支持以提高家庭照料者的社会地位、保障其应有的利益，建立长期护理保险制度以减轻照料者的经济负担、保障长期照护的经济来源，并推进志愿者队伍的统一与规范化以增加对照料者的人员支持等等。很显然，这些措施都是针对家庭照料过程中出现的各种问题和困难提出来的，目的在于帮助家庭照料者"减负"，自是有其价值。但是，如果这种外部的社会支持不能有效地转化为家庭照料者的内部资源，仍然很难从根本上解决家庭照料带来的巨大挑战，因为家庭照料中的负担感有着极其复杂的心理成分，包括社会负担、责任、内疚、纠结、情感冲突等（Weisser, Bristowe, Jackson, 2015），很难简单地从外部加以"减轻"。本研究的结果也证实了这一点，即负担感与家庭照料者 基本心理需要满足之间并无明显的关系，那么为减负而减负的合理性就值得商榷了。

事实上，早有研究对家庭照料两种后果的关系进行了探讨。Rapp 和 Chao（2000）在一项有关照料消极评价和积极评价的研究中发现，积极评价对消极评价与消极情感之间的关系有调节作用，且积极评价的影响独立于消极评价。Mausbach, Coon 和 Patterson（2008）的研究发现，家庭照料者的照料投入程度与积极情绪显著相关，与消极情绪相关不显著。这就说明无论是对于家庭照料者的心理健康还是对于家庭护理质量，真正起作用的因素都是积极后果（如照料满意感、积极情绪）。"起作用"的意思是指对家庭照料者有积极促进作用。从这个意义上说，提高照料满意感远比降低负担感重要。一个有效的家庭照料者（既能维持自身的心理健康，又能提供较高质量的家庭护理）应该是一个基本心理需要得到较好满足的家庭照料者，因此，作为一种外部的社会支持因素，应将家庭照料者定位为自我决定者而非问题解决者，从而将支持的重心放在促进自主动机上而非减轻负担上。

（二）构建完善的家庭照料者社会支持政策提高照料满意感

本研究的结果显示，是增加照料满意感而非减轻负担有助于提高家庭照料者的基本心理需要满足。因此，外在的社会支持政策应着眼于增强家庭照料者的积极方面，而不应执着于降低他们的消极方面。鉴于社会老龄化的严峻形势，以及家庭仍是我国老年人主要照料来源的现实，国家有必要通过立法明确家庭照料者的社会价值和应有权益并开展各种社会服务。发达国家和地区的经验表明，对家庭照料者的社会地位和角色价值的尊重和认可奠定了家庭照料者社会支持制度的价值观基础，同时需要在立法、服务、机构建设、整合社会资源以及动员民间力量等方面进行配套性建设。家庭照料者社会支持政策是国家为解决家庭照料者的相关问题，保障家庭照料者权益并增进其社会福利而制定的基本原则或方针，尊重和承认家庭照料者的社会价值应作为这一政策的根本指导思想（袁小波，2010）。这里有一个重要的问题，那就是构建社会支持政策的出发点是为了减负还是增加满意感？现有的政策基本上都是在"压力应对"的框架下提出来的。例如，国务院2013年出台的《国务院关于加快发展养老服务业的若干意见》提出支持在社区中引入社会组织和企业，提供家政、物业、社区日间照料、老年用餐、老年活动中心等服务项目，并支持企业运营物联网等新兴技术手段为老年人提供智能化的居家养老服务，还强调建立以上门服务为主的家庭医生制度。2014年财政部、民政部和老龄办共同下发了《关于建立健全经济困难的高龄、失能等老年人补贴制度的通知》，明确对经济困难的失能、高龄老人的相关养老补助经费由地方财政承担，补贴标准根据当地的经济失能、物价标准和财力情况自主确定。这些措施尽管都是针对老年人的，但无疑在客观上有助于减轻家庭照料者的负担。

然而，由于没有考虑到对家庭照料者的基本心理需要，很难说这些支持到底起到了多大的作用。例如，根据我们的研究，照料费用是否足够和协助照料的人数都与家庭照料者的基本心理需要满足没有明显的关系。也就是说，简单地给予经济支持和社会服务也许的确能减轻家庭照料者的负担，但并不必然让他们感觉更好，因而对其心理健康也难有助益，自然也难以提高其照料动力。当然，这并不是说这些社会支持不重要，只是说现在有了这些社会支持，我们该好好考虑一下如何最大限度地发挥这些社会支持的作用。其实，人很多时候很难从帮助中找到满意感，但却能从奖励中找到好感觉，因为帮助的决定因素是助人者，即他之所以帮助我是因为他足够仁慈，而奖励的决定因素是受奖者，即我之所以被奖励是因为我做得足够好，是因为我配得上。人们往往会由于认同自己配得上某种荣耀而努力去践行某种荣耀。所以在社会支持政策的制定上应努力帮助家庭照料者意识到自己所做的一切是值得尊重的，是有意义的，是社会所认可的，而不应简单地将其作为国家或政府对其子民的一种好意或福利。例如，同样一笔钱，既可以因为家庭照料者要照顾老人，面临诸多经济上困难，而予以补助，也可以因为家庭照料者主动承担了照料老人的任务，履行了一个社会公民应该履行的赡养义务，恪守了家庭伦理中的孝道价值而给予的奖励。前者的确减轻了经济负担，后者则无疑增加了满意感；前者获得的是帮助，后者获得的是荣耀。

经济上的支持只是其中的一小部分，而家庭照料者的社会支持政策是一个体系，至少应该包括立法支持、舆论政策、基本生活保障政策和发展性需求保障等相关支持制度（袁小波，2010）。这些政策应该反映一个基本倾向，即让家庭照料者觉得承担家庭照料任务是值得的。这种值得不是经济上的，而是精神上的。需要强调的是，增加家庭照料者的满意感并不是要否定家庭照料中的那些问题和压力，而是要在"减负"的过程中把提高满意感作为出发点和归属点。

（三）家庭照料者的心理干预应以提高基本心理需要满足为根本目标

现有针对家庭照料者的心理干预模式基本都是在压力应对的理论框架下形成的，以缓解照料负担感和消极情绪为目的（Limi·ana-Gras，Colodro-Conde，Cuéllar-Flores，2016；周蕾等，2016；张华坤等，2006）。但正如本研究所得出的结果所认为的，减负或者消除消极情绪不能提高家庭照料者的基本心理需要满足程度。积极心理学视角下的干预方案能改变这一现状。无论是针对临床的参与者还是非临床的参与者，积极干预都可以帮助来访者建构快乐的生活、投入的生活和有意义的生活（江雪华，申荷永，2007）。具体到家庭照料者，他们一方面需要维持良好的心理健康，另一方面又需要提供较好的家庭护理，而同时达到这两个目的的关键是其基本心理需要满足的程度。因此，在家庭照料者的心理干预中应该以提高其基本心理需要满足水平为根本目标。

有研究者出基于自我决定理论的健康行为干预模式的基本内涵为：自主性支持的外在环境、自主定向的人格特征、内在目标的生活追求会直接促进自主、能力和归属的满足；三种基本需要的满足又会激发个体的自主性动机，从而产生和维持有利于身心健康的行为。同时，身体健康行为和心理健康行为相互作用，互相助益，最终促进个体形成一个良性循环的高质量生活方式（项明强，胡耿丹，2010）。可见，如何满足三种基本心理需要是整个干预模式的核心工作。在家庭照料者的心理干预中，首先需要对其基本心理需要满足状况进行分析和诊断。判断的基本依据是三种基本心理需要的典型表现：家庭照料者会通过直接表达照料意愿、对承担照料责任的认同以及对自身家庭照料者角色合理性的认同来表达其自主需要的满足状况；关系需要满足状况的典型表现有关于护患关系状况的直接表述和护患之间沟通交流的特点；能力需要满足状况的典型表现有陈述家庭照料中的困难和主观感受到的照料有效性。对于家庭照料者自主需要的干预应聚焦于帮助照料者从这项极其艰难的任务中寻找到意义、价值和自尊，让其认识到自己不是一个任务的被动接受者，而是一个义务的积极履行者。对于关系需要的干预应聚焦于家庭照料者共情能力的提高，以及教给其与患者进行沟通的人际技能。对于能力需要的干预除了切实有效地提高家庭照料者的护理能力外，尤其重要的是帮助其发现自己照料工作的有效性和不断成长的潜能。当然，这些都只是一些基本方向和原则，需要始终注意的是，每个照料者都是独特的，因而在具体干预的过程中应对每个照料者进行具体的分析，才能在他们已有资源的基础上充分发挥他们的潜能。

参考文献

Abel EK. Informal care for the disabled elderly. Research on Aging, 1990, 12 （2）: 139–157.

Adams C. Quality of life for caregivers and stroke survivors in the immediate discharge period. Applied Nursing Research, 2003, 16 （2）: 126–130.

Anderson CS, Linto J, Stewart–Wynne EG. A population–based assessment of the impact and burden of caregiving for long–term stroke survivors. Stroke, 1995, 26:843–849.

Anne–Marie B. The impact of family relations on caregivers' positive and negative appraisal of their caretaking activities. Family Relations, 2003, 52 （2）:137–142.

Aoun SM, Bentley B, Funk L, et al. A 10–year literature review of family caregiving for motor nuerone disease: Moving from caregiver burden studies to palliative care interventions. Palliative Medicine, 2012, 27 （5）: 437–446.

Arai Y, Zarit S. Determining a cuoff score of caregiver burden for predicting depression among family caregivers in a larger population–based sample.

International Journal of Geriatric Psychiatry, 2014, 29（12）: 1313–1315.

Askham J. Supporting caregivers of older people: an overview of problems and priorities. Keynote Highlight, World Congress of Gerontology, Adelaide 1997. Australian Journal on Aging, 1998, 17（1）: 5–7（Suppl.）

Bainbridge D, Krueger P, Lohfeld L, et al. Stress progresses in caring for an end–of–life family member: Application of a theoretical model. Aging & Mental Health, 2009, 13（4）: 537–545.

Banks P. Carer Support–Time for a Change of Direction? London: King's Fund, 1999.

Baronet A. The impact of family relations on caregivers's positive and negative appraisal of their caregiving activities. Fam. Relat., 2003, 52: 137–142.

Bastawrous M, Gignac MA, Kapral MK, et al. Adult daughters providing post–stroke care to a parent: A qualitative study of the impact that role overload has on lifestyle, participation and family relationships. Clinical Rehabilitation, 2015, 29（6）: 592–600.

Berg A, Palomaki H, Lonnqvist J. Depression among caregivers of stroke survivors. Stroke, 2005, 36: 639–643.

Blake H, Lincoln NB, Clarke DD. Caregiver strain in spouses of stroke patients. Clinical Rehabilition, 2003, 17: 312–317.

Bould S, Sanbor B, Reif L. Eighty–five plus: The oldest old. Belmont, CA: Wadsworth, 1989.

Bowlby J. Attachment and loss, Vol.1: Attachment（2nd ed.）. New York: Basic Books, 1969/1982.

Bradburn NM. The structure of psychological well–being. Chicago: Aldine, 1969.

Braithwaite VA. Between stressors and outcomes: Can we simplify caregiving process variable? The Gerontologist, 1996, 36: 42–53.

Braithwaite VA. Bound to Care. Allen and Unwin, Sydney, 1991.

Brereton L, Nolan M. "You do know he's had a stroke, don't you?" Preparation for family care–giving—the neglected dimension. Journal of Clinical Nursing, 2000, 9: 498–506.

Brereton L. Preparation for family caregiving: Stroke as a paradigm case. Journal of Clinical Nursing, 1997, 6: 425–434.

Brodaty H, Roberts K, Peter K. Quasi–experimental evaluation of an educational model for dementia caregivers. International Journal of Geriatric Psychiatry, 1994, 9: 195–204.

Bugge C, Alexander H, Hagen S. Stroke patients' informal caregivers. Stroke, 1999, 30: 1517–1523.

Buu MJ, Maruyama G, Luo D. Testing a model for poshospital transition of family caregivers for elderly person. Nursing Research, 1995, 44（3）: 132–138.

Cameron JI, Cheung AM, Streiner DL, et al. Stroke survivor depresseive symptoms are associated with family caregiver depression during the first 2 years poststroke. Stroke, 2011, 42: 302–306.

Cameron JI, Cheung AM, Streiner DL, et al. Stroke survivors' behavioral and psychologic symptoms are associated with informal caregivers' experiences of depression. Stroke, Arch Phys Med Rehabil, 2006, 87: 177–83.

Cantor MH. Families and caregiving in an aging society. Generations, 1992, 16（3）:67–70.

Chen Fang–pei, Greenberg JS. A positive aspect of caregiving: the influence of social support on caregiving gains for family members of relatives with schizophrenia. Community Mental Health Journal, 2004, 40（5）: 423–435.

Chevreul K, Durand–Zaleski I, Gou é po A, et al. Cost of stroke in France. European Journal of Neurology, 2013, 20（7）: 1094–1100.

Chiou CJ, Chang Hsing–Yi, Chen P, et al. Social support and caregiving circumstances as predictors of caregiver burden in Taiwan. Archives of Gerontology and Geriatrics, 2009, 48: 419–424.

Cho Byung–Eun. Middle–aged women's supporting behavior to elderly parents: The comparison of parents–in–law and own parents. In Willian T. Liu & Hal Kendig（eds.）. Who should care for the elderly? An east–west value divide. Singapore: Singapore University Press, 2000. P339–356.

Cicirelli VG. Attachment and obligation as daughters' motives for caregiving behavior and subsequent effect on subjective burden. Psychology and Aging, 1993, 8:144–155.

Cohen CA, Gold DP, Shulman KI, et al. Positive aspects of caregiving: An overlooked variable in research. Canadian Journal on Aging, 1994, 13: 378–391.

Conway–Giustra F, Crowley A, Gorin S H. Crisis in caregiving: A call to action. Health and Social Work, 2002, 27（4）: 307–311.

Core TJ, Alquist JL. Review of the Handbook of Positive Emotions. Journal of Social Psychology, 2014, 154（6）: 566–568.

Cunningham P, Turton AJ, Van wijck F, et al. Task–specific reach–to–grasp training after stroke: development and descrption of a home–based intervention. Clinical Rehabilitation, 2016, 30（8）: 731–740.

Deci EL, Ryan RM, Maryl è ne Gagn é, et al. Need satisfaction, motivation, and well–being in the work organizations of a former eastern bloc country: A cross-cultural study of self–determination. Personality and Social Psychology Bulletin,

2001, 27（8）: 930–942.

Deci EL, Ryan RM. Intrinsic and extrinsic motivations: Classic definitions and new directions. Contemporary Educational Psychology, 2000, 25: 54–67.

Deci EL, Ryan RM. Intrinsic motivation and self–determination in human behavior. New York: Plenum, 1985.

Deci EL, Vansteenkiste M. Self–determination theory and basic need satisfaction: Understanding human development in positive psychology. Ricerche di Psicologia, 2004, 27: 23–32.

Deci, EL. On the nature and functions of motivation theories. Psychological Science, 1992, 3: 167–171.

Dellmann–Jenkins M. Young adult children and grandchildren in primary caregiver roles to older relatives and their service needs. Family Relations, 2000, 49（2）: 177–187.

Dennis M, O' Rourke S, Lewis S, et al. A quantitative study of the emotional outcome of people caring for stroke survivors. Strok, 1998, 29: 1867–1872.

Department of Health. Caring About Carers: A National Strategy for Carers. London: DoH, 1999.

Dorsey M, Vaca KJ. The stroke patient and assessment of caregiver needs. Journal of vascular nursing, 1998, 16（3）: 62–67.

Dwyer JW, Seccombe K. Elder care as family labor: The influence of gender and family position. Journal of Family Issues, 1991, 12: 229–247.

Epstein–Lubow GP, Beevers CG, Bishop DS, et al. Family functioning is associated with depressive symptoms in Caregivers of acute stroke survivors. Arch Phys Med Rehabil, 2009, 90: 947–955.

Esther L. Do caregiving burden and satisfaction predict loneliness in older care recipients? Aging & Mental Health, 2016, 20（4）: 441–449.

Exel van NJA, Reimer op WJMS, Brouwer WBF, et al. Instuments for assessing the burden of informal caregiving for stroke patients in clinical practice: a comparison of CSI, CRA, SCQ and self–rated burden. Clinical Rehabilitation, 2004, 18: 203–214.

Feeney BC, Collins NL. An attachment/caregiving perspective on social support exchanges in intimate relationships. Paper presented at the Ninth International Conference on Personal Relationships, NewYork: Saratoga Spring, 1998.

Feeney BC, Collins NL. Predictors of caregiving in adult intimate relationships: An attachment theoretical perspective. Journal of Personality and Social Psychology, 2001, 80（6）: 972–994.

Feeney JA. Attachment, caregiving, and marital satisfaction. Personal Relationships, 1996（3）, 401–416.

Feinberg LF, Levine C. Family caregiving: Looking to the future. Journal of the American Society on Aging, 2015, 39（4）: 11–20.

Fradkin LG, Heath A. Caregiving of older adults. California: ABC–CLIO, Inc. （转引自陈树强，2003）

Fredrickson BL. Positive emotion . CR Snyder, Shane J Lopes. Handbook of positive psychology. New York: Oxford University Press, 2002.

Fredrickson BL. The role of positive emotion in positive psychology: The broaden–and–build theory of positive emotion. American Psychologist, 2001, 56 （3）: 218–226.

Gage B, Albaroudi A. The triple aim and the movement toward quality measurement of family caregiving. Journal of the American Society on Aging, 2015,

39（4）: 28–33.

Gilooly MLM. The impact of care-giving on caregivers: Factors associated with the psychological well-being of people supporting a demented relative in the community. Br J Med Psychol, 1984, 57: 35–44.

Goode WJ. A theory of role strain. American sociological review, 1960, 25: 483–496.

Gosman-Hedstrom G, Claesson L, Blomstrand C. Consequences of severity at stroke onset for health-related quality of life (HRQL) and informal care: A 1-year follow-up in elderly stroke survivors. Archives of Gerontology and Geriatrics, 2008, 47: 79–91.

Granger CV, Hamilton BB, Keith RA, et al. Advances in functional assessment for medical rehabilitation. Top Geriatr Rehabil, 1986, 1:59–74.

Grant J, Elliott TR, Weaver M, et al. A telephone intervention with family caregivers of stroke survivors after hospital discharge. Stroke, 2002, 33: 2060–2065.

Greemberger H, Litwin H. Can burdened caregivers be effective facilitators of elder care-recipient health care? Journal of Advanced Nursing, 2003, 41（4）, 332–341.

Hafsteinsdottir TB, Vergunst M, Lindeman E, et al. Educational needs of patients with a stroke and their caregivers: a systematic review of the literature. Patient Educ Couns, 2011, 85: 14–25.

Hagger MS, Chatzisarantis NL. Intrinsic motivation and self-determination in exercise and sport. Champaigne, IL: Human Kinetics, 2007.

Hall D, Wilkerson J, Lovato J, et al. Variables associated with high caregiver stress in patient with mild cognitive impairment or Alzheimer's Disease:

Implications for providers in a co-located memory assessment clinic. Journal of Mental Health Counseling, 2014, 36（2）: 145-159.

Hansson RO, Carpenter BN. Relational competence and adjustment in older adults: Implications for the demands of aging. In M.A.P.Stephens, J.H.Crowther, S.E.Hobfoll, &D.L.Tennenbaum （Eds.）, Stress and coping in later-life families （pp.131-151）. New York: Hemisphere Publishing Corporaion, 1990.

Harris PB, Long SO. Husbands and sons in the United States and Japan: Cultural expectations and caregiving experiences. Journal of Applied Gerontology, 1999, 15（3）: 241-267.

Henriksson A, Arestedt K. Exploring factors and caregiver outcomes associated with feelings of preparendness for caregiving in family caregivers in palliative care: A correlational, cross-sectional study. Palliative Medicine, 2013, 27（7）: 639-646.

Henwood M. Ignored and Invisible: Carers' Experience of the NHS. Carers' National Association, London, 1999.

Heuvel van den ETP, Witt de e L P, Stewart R E, et al. Long-term effects of a group support program and an individual support program for informal caregivers of stroke patients: Which caregivers benefit the most? Patient Education and Counseling, 2002, 47: 291-299.

Heuvel van den ETP, Witte de LP, Nooyen-Haazen I, et al. Short-term effects of a group program and an individual support program for caregivers of stroke patients. Patient Edu Couns, 2000, 40: 109-20.

Hileman JW, Lackey NR. Self-identified needs of patients with cancer at home and their home caregivers :A descriptive study. Oncology Nursing Forum, 1990, 17（6）: 907-913.

Hodge DR, Sun F. Positive feelings of caregiving among Latino Alzheimer's family caregivers: Understanding the role of spirituality. Aging & Mental Health, 2012, 16（6）: 689-698.

Hollis-Sawyer LA. Adaptive, growth-oriented, and positive perceptions of mother-daughter elder caregiving relationships: A path-analytic investigation of predictors. Women Aging, 2001, 13: 5-22.

Hong Ying-Yi, Liu WT. The social psychological perspective of elderly care. In Willian T. Liu & Hal Kendig （eds.）. Who should care for the elderly? An east-west value divide. Singaore: Singapore University Press, 2000.

Hooker K, Fraizier D, Monahan DJ. Personality and coping among caregivers of spouses with dementia. The Gerontologist, 1994, 34（3）: 386-392.

Howe A, Schofield H. Will you need one or will you be one in year 2004? Trends in carer roles and social policy in Australia over last and next 20 years. In Towards a National Agenda for Carers. Aged Care and Community Care Division, Australian Government, Canberra, 1996.

Hung LC, Liu CC, Kuo HW. Unmet nursing care needs of home-based disabled patients. J Adv Nurs, 2002, 40（1）: 96-104.

Hung Shih-Ying, Pickard AS, Witt WP, et al. Pain and depression in caregivers affected their perception of pain in stroke patients. Journal of Clinical Epidemiology, 2007, 60（9）:963-970.

Hunt CK. Concepts in Caregiver Research. Journal of Nursing Scholarship, 2003, 35:1, 27-32.

Imaiso J, Tsukasaki K, Okoshi F. Differences in home-based family caregiving appraisal for caregivers of the elderly in rural and urban Japanese communities. Journal of Community Health Nursing, 2012, 29: 25-28.

Jessup NM, Bakas T, McLennon SM, et al. Are there gender, racial or relationship differences in caregiver task difficulty, depressive symptoms and life changes among stroke family caregivers? Brain Injury, 2015, 29（1）: 17–24.

Johnson RW, Wiener JM. A profile of frail older Americans and their caregivers. The Urban Institute; Washington, DC, 2006.

Kasser VG，Ryan RM. The relation of psychological needs for autonomy and relatedness to vitality, well–being, and mortality in a nursing home. Journal of Applied Social Psychology, 1999, 29（5）: 935–954.

Keyes CLM, Haidt J. Introduction: Human Flourishing——The Study of That Which Makes Life Worthwhile. In C.L.M Keyes, & J. Haidth.（Eds.）, Flourishing: Positive Psychology and The Life Well–Lived. Washington DS: APA, 2003.

Kinney JM, Stephens MAP, Franks MM, et al. Stresses and satisfactions of family caregivers to older stroke patients. The Jouranl of Applied Gerontology, 1995, 14（1）: 3–21.

Kinney JM. Home care and caregiving. In James E. Birren（editor–in–chief）. Encyclopedia of Gerotology, Vol. II（667–678）. San Diego: Academic Press, 1996.

Koerner SS，Kenyon DB, Shirai Y. Caregiving for elder relatives: Which caregivers experience personal benefits/gains? Archives of Gerontology and Geriatrics, 2009, 28（2）: 238–245.

Koerner SS，Kenyon DB, Shirai Y. Caregiving for elder relatives: Which caregivers experience personal benefits/gains? Archives of Gerontology and Geriatrics, 2009, 28（2）: 238–245.

Kramer B J. Gain in the caregiving experience: where are we? What next?

The Gerontologist, 1997, 37（2）, 218–232.

Kruithof WJ, Post MWM, Visser–Meily JMA. Measuring negative and positive caregiving experiences: A psychometric analysis of the Caregiver Strain Index Expanded. Clinical Rehabilitation, 2015, 29（12）: 1224–1233.

Kruithof WJ, Visser–Meily JMA, Post MWM. Positive caregiving experiences are associated with life satisfaction in spouses of stroke survivors. J Stroke Cerebrovasc Dis, 2012, 21: 801–807.

Kunkel SR, Applebaum RA. Estimating the prevalence of long–term disability for an aging society. Journal of Gerontology Social Sciences, 1992, 47: 5253–5260.

Larson J, Franzén-Dahlinb A, Billing E, et al. The impact of gender regarding psychological well–being and general life situation among spouses of stroke patients during the first year after the patients' stroke event: A longitudinal study. International Journal of Nursing Studies, 2008, 45: 257–265.

Lawrence RH, Tennstedt SL, Assmann SF. Quality of the caregiver–care recipient relationship: Does it offset the negative consequences of caregiving for family caregivers? Psychology and Aging, 1998, 13（1）:150–158.

Lawton M P, Kleban M H, Moss M, Rovine. Measuring caregiving appraisal. Journal of Gerontology: Psychological Sciences, 1989, 44（3）, 61–71.

Lawton M P, Moss M, Kleban M H, et al. A two–factor model of caregiving appraisal and psychological well–being. Journal of Gerontology: Psychological Sciences, 1991, 46（4）, 181–189.

Lawton MP, Rajagopal D, Brody E, et al. The dynamics of caregiving for a demented elder among black and white families. Journal of Gerontology: Social Sciences, 1992, 47（4）:156–164.

Lawton MP. Functional status and aging well. Generations, 1991, 15（1）:

31–35.

Lazarus RS, Folkman S. Stress, appraisal, and coping. New York: Springer, 1984.

Lazarus RS. Coping theory and research: Past Present and Future. Psychosomatic Medicine, 1993, 55: 234–247.

Lee KJ. Model construction on quality of family caregiving in the elderly. Nurs Health Sci, 2002, 4（3）: A8–A9.

Lewis M, Haviland JM. Handbook of Emotions （2nd Ed.）. New York: Guilford, 2000.

Li LW, Seltzer MM, Greenberg JS. Social support and depressive symptoms: Differential patterns in wife and daughter caregivers. Journal of Gerontology: SOCIAL SCIENCES, 1997, 52（4）: S200–S211.

Limi ana–Gras RM, Colodro–Conde L, Cué llar–Flores I, et al. Clinical efficacy of psychoeducational interventions with family caregivers. Educational Gerontology, 2016, 42（1）: 37–48.

Lin IF, Fee HR, Wu HS. Negative and positive caregiving experiences: A closer look at the intersection of gender and relationships. Fam Relat, 2012, 61(2): 343–358.

Lincoln N, Francis VM, Lilley SA, et al. Evaluation of a stroke family support organizer: A randomized controlled trial. Stroke, 2003, 34: 116–21.

Link G. The administration for community living: Programs and initiatives providing family caregiver support. Generations, 2016, 39（4）: 57–63.

Litzelman K, Skinner H, Gangnon R, et al. The relationship among caregiving characteristics, caregiver strain, and health–related quality of life: evidence from the Survey of the Health of Wisconsin. Quality of Life Research, 2015, 24（6）:

1397-1406.

Liu LW, McDaniel SA. Family caregiving for immigrant seniors living with heart disease and stroke: Chinese Canadian perspective. Health Care for Women International, 2015, 36（12）: 1327-1345.

Lopez J, Lopez-Arieta J, Crespo M. Factors associated with the positive impact of caring for elderly and dependent relatives. Archives of Gerontology and Geriatrics, 2005, 41, 81-94.

Lopez J, Lopez-Arieta J, Crespo M. Factors associated with the positive impact of caring for elderly and dependent relatives. Archives of Gerontology and Geriatrics, 2005, 41: 81-94.

Low JTS, Payne S, Roderick P. The impact of stroke on informal carers: a literature review. Social Science & Medicine, 1999, 49: 711-725.

Lutz BJ, Young ME, Cox KJ, et al. The crisis of stroke: experiences of patients and their family caregivers. Top Stroke Rehabil, 2011, 18: 786-797.

Mackenzie A, Greenwood N. Positive experience of caregiving in stroke: A systematic review. Disability & Rehabilitation, 2012, 34（17）: 1413-1422.

Markus HR, Kitayama S, Heiman RJ. Culture and basic psychological principle. In E.T.Higgins & A.W.Kruglanski （Eds.）, Social Psychology: Handbook of Basic Principles （pp. 857-913）. New York: Guilford Press, 1996.

Maurin J, Boyd C. Burden of mental illness on the family: A critical review. Archives of Psychiatric Nursing, 1990, 4（2）: 99-107.

McClendon MJ, Smyth KA. Quality of informal care for persons with dementia: dimensions and correlates. Aging & Mental Health, 2013, 17（8）: 1003-1015.

McCullagh E, Brigstocke G, Donaldson N, et al. Determinants of caregiving burden and quality of life in caregivers of stroke patients. Stroke, 2005, 36: 2181-

2186.

Mehta K. Caring for the elderly in Singapore. In Willian T. Liu & Hal Kendig
(eds.). Who should care for the elderly? An east–west value divide. (249–268).
Singapore: Singapore University Press, 2000.

Miller ED, Harvey JH. The interface of positive psychology with a psychology
of loss: a brave new world? American Journal of Psychotherapy, 2001, 55 (3):
315.

Monotgomery RJV, Gonyea JG, Hooyman NR. Caregiving and the experience
of subjective and objective burden. Family Relations, 1985, 34 (1):19–26.

Montgomery RJV. Using and interpreting the Montgomery Borgatta Caregiving
Burden Scale [EB/OL]. (2007–10–24). http://www.uwn.edu/SSW/facstaff/
bio/Burden%20Scale.pdf.

Morgan T, Williams LA, Trussardi G, et al. Gender and family caregiving at
the end–of–life in the context of old age: A systematic review. Palliative Medicine,
2016, 30 (7):616–624.

Morrow–Howell N, Proctor EK. Adequacy of care: The concept and its
measurement. Research on Social Work Practice, 1998, 8 (1):86–102.

Muller D, Judd CM, Yzerbyt YV. When moderation is mediated and mediation
is moderated. Journal of Personality and Social Psychology, 2005, 89 (6): 852–
863.

Murphy JS, Nalbone DP, Wethchler JL, et al. Caring for aging parents:
The influence of family coping, spirituality/religiosity, and hope on the marital
satisfaction of family caregivers. American Journal of Family Therapy, 2015, 43(3):
238–250.

Nolan M, Grant G, Ellis N. Stress is in the eye of the beholder:

Reconceptualizing the measurement of carer burden. Journal of Advanced Nursing, 1990, 15:544-555.

Novak M, Guest C. Application of a multidimensional caregiver burden inventory. The Gerontologist, 1989, 29 (6) : 798-803.

Oktay JS, Tompkins CJ. Personal assistance providers' mistreatment of disable adults. Health Soc Work, 2004, 29 (3) : 177-188.

Orbell S, Hopkins N, Gillies B. Measuring the impact of informal caring. Journal of Community & Applied Social Psychology, 1993, 3: 149-163.

Oyebode J. Assessment of carers' psychological needs. Advances in Psychiatric Treatment, 2003, 9: 45-53.

Padierna A, Martin J, Aguirre U. Burden of caregiving amongst family caregivers of patients with eating disorders. Soc Psychiatry Psychiatr Epidemiol, 2013, 48: 151-161.

Pais, Kapur RL. The burden on the family of a psychiatric patient: development of an interview schedule. British Journal of Psychiatry, 1981, 128 (4) :332-335.

Patrick H, Knee CR, Canevello A, et al. The role of need fulfillment in relationship functioning and well-being: A self-determination theory perspective. Journal of Personality and Social Psychology, 2007, 92 (3) : 434-45.

Perissinotto CM, Stijacic CI, et al. Loneliness in older persons: A predictor of functional decline and death. Archives of Internal Medicine, 2012, 172: 1078-1084.

Perrin PB, Heesacker M, Hinojosa MS, et al. Identifying at-risk, ethnically diverse stroke caregivers for counseling: A longitudinal study of mental health. Rehabilitation Psychology, 2009, 54 (2) : 138-149.

Peterson C, Steen TA. Optimistic Explanatory Style. Snyder CR, Lopez SJ. Handbook of Positive Psychology. New York: Oxford University Press, 2002.

Petrowsi C, Stein C. Young women's accounts of caregiving, family relationships, and personal growth when mother has mental illness. Journal of Child & Family Studies, 2016, 25（9）: 2873–2884.

Phillips LR, Morrison EF, Chae YM. The QUALCARE Scale: developing an instrument to measure quality of home care. Int J Nurs Stud, 1990, 27（1）: 61–75.

Pinquart M, Sorensen S. Difference between caregivers and noncaregivers in psychological health and physical health: A mata–analysis. Psychology and Aging, 2003, 18（2）: 250–267.

Pritchard M, van Nieuwerburgh C. The perceptual changes in life experience of at–risk adolescent girls following an integrated coaching and positive psychology intervention group programme: A Interpretative Phenomenological Analysis. International Coaching Psychology, 2016, 11（1）: 57–74.

Qualls SH. Caregiving families within the long–term services and support system for older adults. American Psychologist, 2016, 71（4）: 283–293.

Quinn C, Clare L, Woods B. The impact of the quality of relationship on the experiences and wellbeing of caregivers of people with dementia: A systematic review. Aging & Mental Health, 2009, 13（2）: 143–154.

Quinn K, Murray G, Malone C. Spousal experiences of coping with and adapting to caregiving for a partner who has a stroke: A meta–synthesis of qualitative research. Disability and Rehabilitation, 2014, 36（3）: 185–198.

Rabia K, Miri C. Emotional suppression, caregiving burden, mastery, coping strategies and mental health in spousal caregivers. Ageing & Mental Health, 2016,

20（9）： 908-917.

Rees J, O' Boyle, MacDonagh R. Quality of life: impact of chronic illness on the partner. Journal of the Royal Society of Medicine, 2001, 94: 563-566.

Reimer op WJMS, Haan de RJ, Rijnders PT, et al. The burden of caregiving in partners of long-term stroke survivors. Stroke, 1998, 29: 1065-1611.

Reinhard SC. Valuing the invaluable: 2015 update, undeniable progress, but big gaps remain. Washinton, DC: AARP Public Policy Insititue, 2015.

Reis HT, Sheldon KM, Gable SL, et al. Daily well-being: the role of autonomy, competence, and relatedness. Personality and Social Psychology Bulletin, 2000, 26（4）: 419-4357.

Reis MF, Gold DP, Andres D, et al. Personality traits as determinants of burden and health complaints in caregiving. Aging Hum. Dev., 1994, 39: 257-271.

Reizer A, Mikulincer M. Assessing individual differences in Working Models of Caregiving. The construction and validation of the Mental Representation of Caregiving Scale. Journal of Individual Differences, 2007, 28（4）:227-239.

Robinson BC. Validation of a caregiver strain index. J Gerontol, 1983, 38:344-48.

Rodgers H, Atkinson C, Bond S, et al. Randomized controlled trial of a comprehensive stroke education program for patients and caregivers. Stroke, 1999, 30: 2585-2591.

Roff LL, Burgio LD, Gitlin L, et al. Positive aspects of Alzheimer' s caregiving: The role of race. Psychological Sciences, 2004, 59B（4）:185-190.

Rose LE. Caring for caregivers: Perceptions of social support. Journal of Psychosocial Nursing & Mental Health Services, 1997, 35: 17-24.

Ruark J. Redefining the good life: A new focus in the social science. APA online. See: Http:// www. Apa. Org/ed/goodlife.html.

Ryan RM, Deci EL. Self-regulation and the problem of human autonomy: Does psychology need choice, self-determination, and will? Journal of Personality, 2006, 74: 1557-1586.

Salanova M, Agut S, Peiró JM. Linking organizational resources and work engagement to employee performance and customer loyalty: The mediation of service climate. Journal of Applied Psychology, 2005, 90: 1217-1227.

Sánchez-Izquierdo M, Prieto-Ursúa M, Caperos JM. Positive aspects of family caregiving of dependent elderly. Educational Gerontology, 2015, 41（11）: 745-756.

Scharlach AE, Giunta N, Chun-Chung Chow J, et al. Racial and ethnic variations in caregiver service use. Journal of Aging and Health, 2008, 20（3）: 326-346.

Schaufeli WB, Salanova M, Gonzalez-Roma V, et al. The measurement of engagement and burnout: A two sample confirmatory factor analytic approach. The Journal of Happiness Studies, 2002, 3: 71-92.

Schulz R, Williamson GM. A 2-year longitudinal study of depression among Alzheimer's caregivers. Psychol. Aging, 1991, 6: 569-578.

Schumacher KL, Stewart BJ, Archbold PG. Conceptualization and measurement of doing family caregiving well. Image J Nurs Sch, 1998, 30（1）: 63-69.

Schumacher KL, Stewart BJ, Archbold PG. Conceptualization and measurement of doing family caregiving well. Journal of Nursing Scholarship, 1998, 30（1）: 63-69.

Seligman EP. Authentic Happiness. New York: The Free Press, 2002.

Seligman MEP, Csikszentmihalyi M. Positive psychology: An introduction. American Psychologist, 2000, 55（1）: 5-14.

Semiatin AM, O' Connor MK. The relationship between self-efficacy and positive aspects of caregiving in Al Shirai Y, Koerner SS, Kenyon DB. Reaping rewards as a caregiver for an elder relative: The roles of social support and mastery. Aging & Mental Health, 2009, 13（1）: 106-117.

Semiatin AM, O' Connor MK. The relationship between self-efficacy and positive aspects of caregiving in Alzheimer' s disease caregivers. Aging & Mental Health, 2012, 16（6）: 683-688.

Serrano-Aguilar PG, Lopez-Bastida J, Yanes-Lopez V. Impact on health-related quality of life and perceived burden of informal caregivers of individuals with Alzheimer' s disease. Neuroepidemiology, 2006, 27（3）: 136-142.

Sheldon KM, Elliot AJ, Kim Y, et al. What is satisfying about satisfying events? Testing 10 candidate psychological needs. Journal of Personality and Social Psychology, 2001, 80（2）: 325-329.

Sheldon KM, Laura King. Why positive psychology is necessary. American Psychologist, 2001, 56（3）: 216-217.

Shiovitz-Ezra S, Leitsch SA. The role of social relationships in predicting loneliness: The national social life, health, and aging project. Social Work Research, 2010, 34: 157-167.

Shirai Y, Koerner SS, Kenyon DB. Reaping rewards as a caregiver for an elder relative: The roles of social support and mastery. Aging & Mental Health, 2009, 13（1）: 106-117.

Shyu Yea-Ing, Lee Hsiao-Chin, Chen Mei-Ling. Development and testing of the Family Caregiving Consequences Inventory for home nursing assessment in

积极心理学视野下的家庭照料：理论与实证

Taiwan. Journal of Advanced Nursing, 1999, 30（3）, 646–654.

Siemonsma P, Döpp C, Alpay L, et al. Determinants influencing the implementation of home-based stroke rehabilitation: a systematic review. Disability & Rehabilitation, 2014, 36（24）: 2019–2030.

Singh M, Cameron J. Psychosocial aspects of care-giving to stroke patients. Axone, 2005, 27（1）: 18–24.

Sit JWH, Wong TKS, Clinton M, et al. Stroke care in the home: the impact of social support on the general health of family caregivers. Journal of Clinical Nursing, 2004, 13: 816–824.

Somefield MR, McCrace RR. Stress and coping research: Methodological challenges, theoretical advances, and clinical application. American Psychologist, 2000, 55（6）: 620–625.

Stephens MAP, Zarit SH. Symposium: family caregiving to dependent older adults: stress, appraisal, and coping. Psychology and Aging, 1989, 4（4）: 387–388.

Stewart BJ, Archbold PG, Harvath TA. Role acquisition in family caregivers of older people who have been discharged from hospital. In Key Aspects of Caring for the Chronically Ill: Hospital and Home（eds Funk SG, Tornquist EMT, Champagne ST & Wiese RA）. New York: Springer, 1994.

Stineman MG, Shea JA, Jette A, et al. The functional independence measure: Test of scaling assumptions, structure, and reliability across 20 diverse impairment categories. Arch Phys Med Rehabil, 1996, 77: 1101–1108.

Subgranon R, Lund DA. Maintaining caregiving at home: A culturally sensitive grounded theory of providing care in Thailand. Journal of Transcultural Nursing, 2000, 11（3）: 166–173.

Suh M, Kim K, Kim I, et al. Caregiver's burden, depression and support as predictors of post-stroke depression: A cross-sectional survey. 2005, 42: 611-618.

Sung KT. Comparison of motivations for parent care between Koreans and Americans: A cross-cultural approach. Korea Journal of Population and Development, 1996, 25（1）: 83-99.

Suurmeijer TPBM, Doeglas DM, Briancon S, et al. The measurement of social support in the "European reseach on incapacitating diseases and social support": The development of the Social Support Questionnaire for Transations （SSQT）. Soc. Sci. Med., 1995, 40（9）: 1221-1229.

Taraborrelli P. Exemplar A: Becoming a carer. In Researching Social Life.（ed Gilbert N.）London: Sage, 1993.

Thomas KS, Applebaum R. Long-term services and supports（LTSS）: A growing challenging for an aging America. Public Policy and Aging Report, 2015, 25: 56-62.

Thompson EH, Futterman AM, Gallagher-Thompson, et al. Social support and caregiving burden in family caregivers of frail elders. The Journal of Gerontology, 1993, 48（5）: 245-254.

Tomoto M, Andrea S, Hitoshi A. Caregiver burden and health related quality of live among Japanese stroke caregivers. Age and ageing, 2003, 32: 218-223.

Visser-Meily A, Post M, Port van de I, et al. Psychosocial functioning of spouses in the chronic phase after stroke: improvement or deterioration between 1 and 3 years after study? Patient education and counseling, 2008, 73（1）: 153-158.

Vlachopoulos SP. The Basic Psychological Needs in Exercise Scale:

Measurement invariance over gender. Structural Equation Modeling, 2008, 15:114–135.

Walker A J, Pratt C C, Eddy L. Informal caregiving to aging family members: a critical review. Family Relations, 1995, 44（4）, 402–411.

Waston J. Caring knowledge and informed moral passion. Advanced Nursing Science, 1990, 13（1）:15–24.

Weisser FB, Bristowe K, Jackson D. Experiences of burden, needs ,rewards and resilience in family caregivers of people living with Motor Neurone Disease/ Amyotrophic Lateral Sclerosis: A secondary thematic analysis of qualitative interviews. Palliative Medicine, 2015, 29（8）: 737–745.

Wicclair MR. Caring for frail elderly parents: Past parental sacrifices and the obligations of adult children. Social theory&Practice, 2000, 16（2）: 163–190.

Williamson GM, Shaffer DR. Relationship quality and potentially harmful behaviors by spousal caregivers: How we were then, how we are now. Psychology and Aging, 2001, 16（2）: 217–226.

Yamada K, Suzuki M, Sato W, etc. Lifestyles and fatigue of caregivers of the impaired elders living at home. Nihon Kango Kagakkaishi, 1997, 17（4）: 11–9.

Yildirim Y, Kocabiyik S. The relationship between social support and loneliness in Turkish patient with cancer. Journal of Cinical Nursing, 2010, 19: 832–839.

Youn G, Knight BG, Jeong H, et al. Differences in familism values and caregiving outcomes among Korean, Korean American, white American dementia caregivers. Psychology and Aging, 1999, 14（3）: 355–364.

Young ME, Lutz BJ, Creasy KR, et al. A comprehensive assessment of family caregivers of stroke survivors during inpatient rehabilitation. Diability and

Rehabilitation, 2014, 36（22）: 1892–1902.

Zhan HJ. Joy and sorrow: Explaining Chinese caregivers' reward and stress. Journal of Aging Studies, 2006, 20: 27–38.

Zhan HJ. Through gendered lens: Explaining Chinese caregivers' task performance and care reward. Journal of Women&Aging, 2004, 16（1/2）: 123-142.

（美）本 – 沙哈尔 著 . 汪冰，刘骏杰 . 幸福的方法 . 中信出版社，2013.

（美）克里斯托弗 . 彼得森（Christopher Peterson）. 积极心理学 . 徐红译 . 群言出版社，2010.

（美）维克多 . 弗兰克尔 . 活出生命的意义 . 吕娜 译 . 华夏出版社，2014.

陈静敏，萧予令，苗遒芳，等 . 社会卫生护理学 . 北京：科学技术文献出版社，1999:338.

陈树强 . 成年子女照顾老年父母日常生活的心路历程：以北京市 15 个案例为基础 . 中国社会科学出版社，2003.

陈向明著 . 质的研究方法和社会科学研究 . 教育科学出版社，2000.

戴丹 . 从功利主义到现代社会交换理论 . 兰州学刊，2005，2：197-199.

杜鹃，徐薇，钱晨光 . 失能老人家庭照料及家庭照顾者社会支持需求——基于北京市东城区的实证性研究 . 学习与探索，2014，4:31-35.

傅华 . 社区卫生服务可持续性发展刍议 . 社区卫生保健，2002,1（1）: 8–12.

顾和军，刘云平 . 照料父母对中国农村已婚妇女健康状况的影响 . 妇女研究论丛，2012，5：23-27.

管丽丽，刘津，吴霞民，等．重性精神疾病关锁患者解锁救治前后家庭照料者的负担．中国心理卫生杂志，2013，27（5）：326-330.

桂世勋.21世纪上海城市老人家庭护理需求与对策．人口与计划生育，2002，2：36-40.

郭瑞珍．心理学中的社会交换理论在国际商务谈判中的应用．对外经贸大学硕士学位论文，2006.

郭志刚 主编．社会统计分析方法——SPSS软件应用．北京：中国人民大学出版社，1999.

国家统计局：《2015年国民经济和社会发展统计公报》，http://www.stats.gov.cn/tjsj/zxfb/201502/t20150226_685799.html.

何东亮．心理特征性别差异的生物学理解．常熟理工学院学报.2005，3:86-90.

黄俭强，陈琪尔．老年人睡眠质量与孤独及社会支持的相关性研究．中国行为医学科学，2006，15（1）：47-48.

黄丽钗．福州市脑卒中患者家庭护理质量评价的研究．福建医科大学硕士生毕业论文，2007.

江晓原 主编．科技史十五讲．北京大学出版社，2006.

江雪华，申荷永．积极心理学在心理评估与干预中的运用．中国临床心理学杂志，2007，15（1）：99-101.

姜小鹰，王丽霞．脑卒中照顾者压力量表中文版的测试研究．中国使用护理杂志，2006,22（12）:1-2.

焦建余，王坤，黄东锋，等．脑卒中患者出院准备服务与照料者照顾能力关系的探讨．中国康复医学杂志，2005，20（6）：461-463.

景以惠.46名离休老年人家庭护理评估分析．中国全科医学，2003，6（8）：675-676.

李兵 编译.全球老龄化的挑战：人口学如何重塑 21 世纪的世界.人口研究，2003，27（2）：68-70.

李菊芳，范湘鸿，陈传苹，杨玲花.精神分裂症患者家庭照料者负担和生活质量调查.护理学杂志，2008，23（5）：62-64.

李菊芳，范湘鸿，陈传萍，等.精神分裂症患者家庭照料者负担的影响因素及护理对策.解放军护理杂志，2010，27（5B）：730-733.

李泽厚.中国古代思想史论.生活.读书.新知三联书店，2008.p11.

梁宝勇 著.精神压力、应对与健康——应激与应对的临床心理学研究.北京：教育科学出版社，2006.

梁欢.上海老年人口家庭照料者的社会支持研究.上海社会科学院硕士毕业论文，2015.

梁漱溟.中国文化要义.学林出版社，1981.

梁颖琳，向家宇.现代社会交换理论思想渊源述评.今日南国，2009，5:218-220.

林桦.自我决定理论研究.湖南师范大学硕士研究生毕业论文，2008.

林美娜，邱启润.居家中风老年人之家庭照护品质.护理研究，1995，3（2）：138-148.

林秀纯，徐亚瑛，姚开屏，等.台湾北部地区失能老人家庭护理品质及相关因素之探讨.护理研究，1999，7（1）：15-28.

刘晨.农村老人自杀的社会病理透视——一种文学的入场与田野经验的交叉叙事.中国乡村发现，2014，3：186-188.

刘春年，李孟智，胡月娟.住院中风患者主要照顾者负荷及其相关因素之探讨.公共卫生，1998，25（3），197-029.

刘海燕，闫荣双，郭德俊.认知动机理论的新进展——自我决定论.心理科学，2003，6：89-94.

刘惠军，纪海英，王英.基本心理需要满足对医生工作倦怠和工作投入的预测作用.河北大学学报（哲学社会科学版），2012，37（2）：93-99.

刘靖东，钟伯光，姒刚彦.自我决定理论在中国人人群的应用.心理科学进展，2013,21（1）：1803-1813.

刘岚，董晓媛，陈功，等.照料父母对我国农村已婚妇女劳动时间分配的影响.世界经济文汇，2010,5:1-15.

刘岚，齐良书，董晓媛.中国城镇中年男性和女性的家庭照料提供与劳动供给.世界经济文汇，2016，1：21-35.

刘丽虹，张积家.动机的自我决定理论及其应用.华南师范大学学报（社会科学版），2010，4：53-59.

刘锐，杨华.价值迷失与农村老人自杀——基于湖北京山J村的个案研究.湖南农业大学学报（社会科学版），2014，15（6）：46-53.

刘兆明."报"的概念及其在组织研究上的意义.载杨国枢，余安邦主编.中国人的心理与行为——理念及方法篇.台北：桂冠图书公司，1993.

龙泳.汉中市农村脑卒中患者疾病负担的研究.第四军医大学博士论文，2005.

罗伯特.F.德威利斯著.量表编制理论与应用.魏勇刚，龙长权，宋武译.重庆：重庆大学出版社，2004.

马甜语.积极心理学及其应用的理论研究.吉林大学博士毕业论文，2009.

门一，樊耘，马贵梅，等.基于自我决定理论对新一代人力资本即兴行为形成机制的研究.管理评论，2015，27（11）：132-139.

苗元江，余嘉元.积极心理学：理念与行动.南京师大学报（社会科学版），2003，2：81-87.

莫里斯．罗森保，拉尔夫．H. 特纳著．社会观点的社会心理手册．孙非等译．南开大学出版社，1992，153.

庞冬，那利，路潜，等．社区脑卒中病人主要照顾者负担的调查．中华护理杂志，2005，40（4）：285-287.

彭聃龄 主编．普通心理学．北京师范大学出版社，2001.

邱皓政．社会与行为科学的量化研究与统计分析．台北：五南图书公司，2000.

任俊．积极心理学思想的理论研究．南京师范大学博士毕业论文，2006.

上海市统计局城调队最新调查表明：高龄老人家庭照料负担太重．文汇报，2003.9.30.

申继亮，王玉龙．家庭照料研究的两种视角及其整合．心理科学，2010，33（5）：1074-1076.

时蓉华 主编．社会心理学．杭州：浙江教育出版社，1998.

苏群，彭斌霞，陈杰．我国失能老人长期照料现状及影响因素．2015，4：69-76.

苏薇，郑钢．家庭照料对照料者心理健康的影响．心理科学进展，2007，15（6）：908-915.

孙国晓，张力为．基本心理需要与运动员心理疲劳：自我决定理论的视角．天津体育学院学报，2012，27（2）：126-132.

王保进．多变量分析：程序包与资料分析．台北：高等教育文化事业有限公司，2004.

王涤，周少雄．中国孝道文化的时代演进及其老年学意义．市场与人口分析，2003，9（1）：67-71.

王晓梅，丛航青.自主概念的规范性构建.哲学动态，2015，2：78-84.

王玉龙，申继亮.脑卒中患者功能独立性与家庭照料者负担感的关系：以社会支持为中介变量和调节变量.心理科学,2012,35（1）:238-242.

王玉龙.两个经典心理学实验及其挫折教育启发.当代教育理论与实践.2013，5（11）：17-19.

王跃生.个体家庭、网络家庭和亲属圈家庭分析——历史与现实相结合的视角.2010，4:83-99.

王跃生.中国城乡家庭结构变动分析——基于2010年人口普查数据.中国社会科学，2013，12:60-79.

王跃生.中国家庭代际关系的理论分析.人口研究，2008，32（4）：13-21.

文崇一.报恩与复仇：交换行为的分析.载杨国枢 主编.中国人的心理.中国人民大学出版社，2012.

吴磊.丧失与自杀——对皖南A村老年人自杀现象及其原因的研究.南京农业大学硕士毕业论文，2009.

吴明隆 编著.SPSS统计应用实务 问卷分析与应用统计.北京：科学出版社，2003.

吴振云.21世纪我国的老年心理学.中国老年学杂志，1999，19（6）：317-321.

项明强，胡耿丹.基于自我决定理论的健康行为干预模式.中国健康教育，2010，26（4）：306-310.

谢楠.生命来源观：中国家庭养老内在机制新探讨.中州学刊，2011，1:125-129.

辛自强，郭素然，池丽萍.青少年自尊与攻击的关系：中介变量和调节变量的作用.心理学报，2007，39（5）：845-851.

熊跃根.成年子女对照顾老人的看法——焦点小组访问的定性资料分析.社会学研究，1998，5：72-83.

熊跃根.中国城市家庭的代际关系与老人照顾.中国人口科学，1998，6：15-21.

郇建立.病人照料与乡村孝道——基于冀南沙村的田野考察.广西民族大学学报（哲学社会科学版），2013，35（1）：69-76.

亚伯拉罕·马斯洛著，许金声等译.动机与人格.北京：中国人民大学出版社，2008.

杨国枢.中国人孝道的概念分析.载杨国枢 主编.中国人的心理.中国人民大学出版社，2012.

杨红红，吕探云，徐禹静.脑卒中患者居家主要照顾者负荷水平与影响因素的调查.上海护理，2005，5（1）：7-9.

姚远.血亲价值论：对中国家庭养老机制的理论探讨.中国人口科学，2000，6：29-35.

袁小波.成年子女照料老年父母的积极体验研究.人口与发展，2009，15（4）：65-70.

袁小波.构筑家庭照料者社会支持体系.社会福利，2010，6：27-28.

袁小波.长期照料中的家庭关系及其对成年子女照料者的影响.兰州学刊，2013，1：138-141.

翟振武，陈佳鞠，李龙.中国人口老龄化的大趋势、新特点及相应养老政策.山东大学学报（哲学社会科学版），2016，3:27-35.

曾友燕.老年家庭护理需求与服务内容的研究.老年家庭护理需求与服务内容的研究.第二军医大学硕士毕业论文，2007.

张爱卿.动机论——迈向 21 世纪的动机心理学研究.华中师范大学出

积极心理学视野下的家庭照料：理论与实证

版社，2002.

张华坤，邱育平，黄京铭，等.分裂症的家庭照料者心理干预模式探讨.中国健康心理学杂志，2006，14（4）：404-406.

张剑，张建兵，李跃，等.促进工作动机的有效路径：自我决定理论的观点.心理科学进展，2010,18（5）：752-759.

张剑，张微，宋亚辉.自我决定理论的发展及研究进展评述.北京科技大学学报（社会科学版），2011，27（4）：131-137.

张琳琳.国有企业员工工作倦怠与工作投入研究——以"长春一汽"为个案.吉林大学博士论文，2008.

张玲云，方红.脑卒中主要照顾者护理知识掌握情况调查分析.现代护理，2007，13（19）：1083-1085.

张璐.乡村文化断裂对自杀行为的影响研究——以山东省 Z 县为例.山东大学硕士毕业论文，2013.

张文范.我国人口老龄化与战略性选择.城市规划，2002，26（2）：68-72.

张欣文，郝建华.社区独居老人健康和生活状况调查.同济大学学报，2002，23（1）：25-27.

张轶文,甘怡群.中文版Utrecht工作投入量表(UWES)的信效度检验.中国临床心理学杂志，2005，13（3）：268-281.

张莹.人口老龄化背景下老年人长期照料问题研究.沈阳师范大学硕士学位论文，2015.

中国老龄科学研究中心课题组.全国城乡失能老人状况研究.残疾人研究，2011，2：11-16.

周蕾，罗丹，江景娟，等.基于移动技术的音乐治疗在阿尔兹海默病患者家庭照料者中的应用.中华保健医学杂志，2016，18（3）：227-229.